Les Eaux Thermales

de Acquarossa.

Bellinzona, 1884. — Tipografia e Litografia di C. Colombi

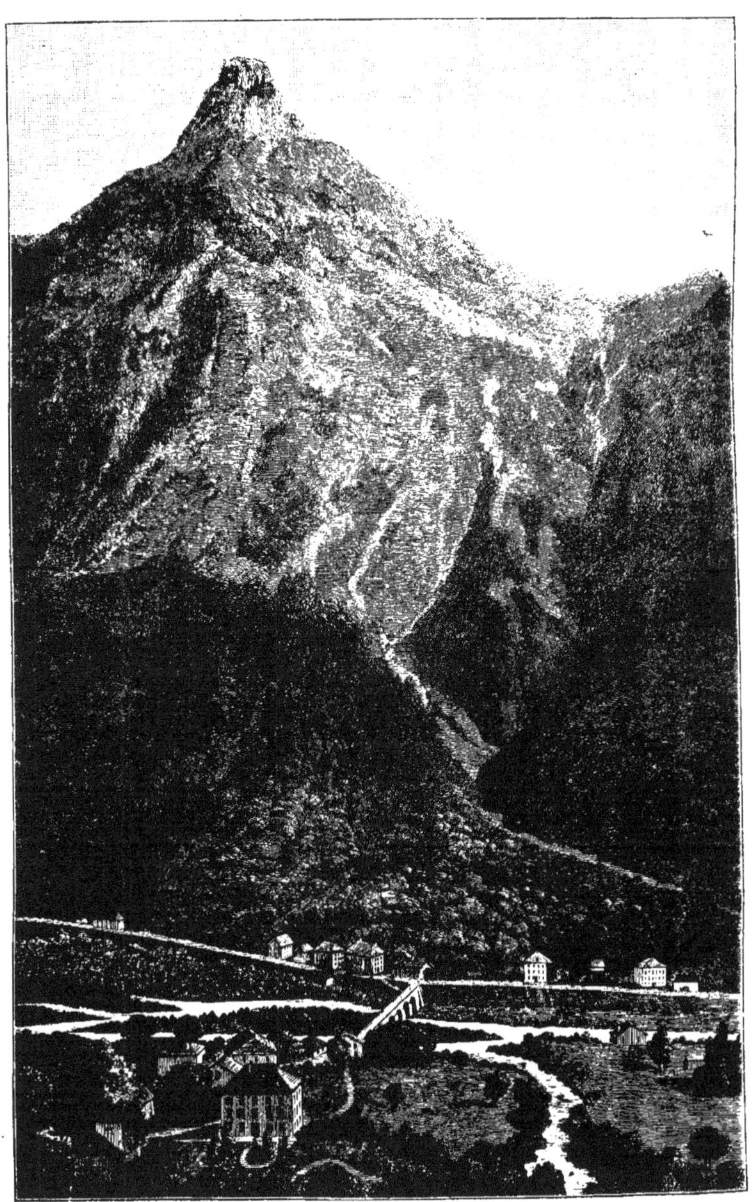

ACQUAROSSA

LES EAUX THERMALES

ACIDULES SALINES

FERRUGINEUSES ARSENICALES

AVEC

LITHINE

DE

ACQUAROSSA

VALLÉE DE BLENIO (SUISSE)

ANALYSES et DESCRIPTIONS

PAR

JACQUES BERTONI

Docteur ès sciences physiques et chimiques
Professeur de chimie générale à l'Université de Pavie

ET

MOÏSE BERTONI

Docteur ès sciences
Membre correspondant de plusieurs Sociétés scientifiques.

DONGIO

DOMINIQUE ANDREAZZI

Promoteur et Éditeur.

Propriété litteraire

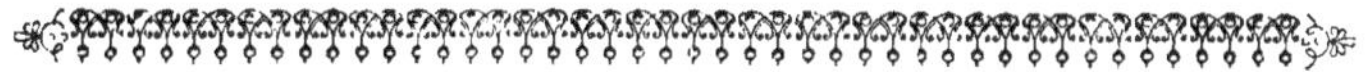

LA VALLÉE DE BLÉNIO

Iᵒ

APERÇU HISTORIQUE

L'histoire ancienne de la vallée de Blénio, comme celle de toute la région cisalpine à laquelle ce pays appartient, est encore assez obscure, et on ne saurait ajouter une foi trop grande aux détails, d'ailleurs contradictoires, donnés par certains auteurs trop peu difficiles en fait de sources historiques. Nous nous tiendrons donc aux données générales, d'autant plus qu'un récit détaillé dépasserait le cadre que nous nous sommes imposés.

Le nom de *Blénio* est tout à fait récent. On ne connaît pas au juste le nom par lequel les Romains la désignaient: car les appellatifs tels que *Braunia, Bolenzetia, Vallis Blenii*, etc., ne sont qu'une latinisation postérieure du nom moderne. Ce dernier dérive lui-même à coup sûr du nom rétien *Balèns*, qui a donné lieu en même temps aux désignations allemandes de *Balenserthal* et *Palenserthal,* employées déjà au temps des guerres d'Italie, et après sur presque toutes les cartes du moyen âge. La corruption linguistique de *Balèns* en Bregn (prononcez comme Brègne, c'est le nom vulgaire actuel) est de toute évidence.

Il en est de même du fleuve qui la parcourt. Son nom de *Brenno* est également récent. Des documents du moyen âge l'appellent *Ablesch :* mais plus anciennement il était appelé *Ticinum,* comme le grand fleuve dont il est bien l'origine naturelle ; et encore aujourd'hui le peuple de la vallée ne lui connaît autre nom vulgaire que celui de *Tessin.*

Placée au pied du passage du Luckmanier, le moins élevé et le plus commode des Alpes, et par suite l'un des plus fréquentés ; la vallée de Blénio ressentit l'influence plus ou moins directe de toutes les grandes vicissitudes qui marquèrent l'histoire de l'Europe centrale et de l'Italie pendant plus de vingt siècles.

Quoique faute de recherches scientifiques, les documents directes nous fassent défaut, les trouvailles préhistoriques des vallées parallèles anciennement moins importantes, nous autorisent à affirmer d'une façon positive que notre région était déjà habitée par l'homme primitif à l'époque de la pierre polie. À quelle race appartenaient-ils ces sauvages, c'est ce que personne ne saurait affirmer.

La période historique ne commence pour nous qu'avec l'invasion des Celtes en Italie. Ici, les auteurs latins nous offrent un guide précieux. Le grand peuple Étrusque, alors le *seul* civilisé de l'Italie, et avec le Grec le seul de l'Europe, tenait à ce temps presque toute la péninsule, et par sa haute civilisation, ses sciences et son aptitude au travail, il en avait fait un pays merveilleusement riche et florissant. Les Celtes, barbares, incultes et féroces, éblouis par tant de richesse, eurent vite raison d'une race, laquelle, par sa civilisation même, perdait dans l'art de la guerre ce qu'elle gagnait dans les arts de la paix. C'était l'an 510 avant notre ère. Le flot envahisseur, dans sa marche victorieuse du Mont Cénis à Ancone, coupait en deux la nation étrusque. La partie méridionale, la plus puissante, obligée de plier au Sud, se versait contre Rome, et prenait sa revanche sur la Ville Éternelle, dont Porsenna se rendait maître (507) en lui imposant le plus humiliant des traités. De l'autre moitié, qui occupait la grande vallée du Pô jusqu'à l'Adriatique, le groupe occidental, sous les ordres d'un chef nommé Rétus, cherchait un refuge dans les Alpes, chassé par les Celtes Cénomans et Insubres qui s'établissaient au Nord du Pô.

Mais là ne s'arrêtait pas l'invasion des Celtes. En 396, des

Boiens, des Anamans, des Lingons, etc., venaient rejoindre leurs frères et se substituer aux Étrusques, désormais obligés à envahir toute la région alpine, et à occuper tout le pays qui du nom de leur chef s'appela Rétie, et qui s'étendait depuis les sources du Rhône jusqu'au golfe de l'Adriatique, et du pied méridional des Alpes au lac de Constance. Ces Rétiens ont donc été les premiers colons de nos vallées.

Étaient-ils une race pure, homogène? Loin de là; un simple coup d'oeil à la population actuelle de la Rétie nous montre de prime abord le contraire. L'avancement progressif de l'élément italien dans nos temps modernes, ne suffit pas pour nous expliquer l'importance de l'élément celtique qu'on rencontre partout mêlé au rétien. Il paraît avéré que déjà avant Bellovèse, à une époque inconnue, des Celtes, et tout spécialement des Insubres avaient passé les Alpes et s'étaient mêlés aux Étrusques. Peut-être même ces Celtes avaient-ils précédé les Rétiens dans nos vallées. Les Rétiens d'aujourd'hui seraient donc un mélange d'Étrusques et de Celtes. La place nous manque pour montrer comment les recherches scientifiques positives donnent raison à une explication qui est d'ailleurs parfaitement conforme à l'histoire.

L'adaptation à la vie des montagnes, où les aptitudes scientifiques, artistiques et agricoles ne peuvent aucunement se développer, fut pour les Rétiens un retour à la barbarie, retour accéléré par le mélange avec les aborigènes. La décadence est bien plus rapide que le progrès, et deux siècles plus tard, tandis que leurs frères étaient encore à *Cære* les maîtres de la noblesse romaine, les Étrusques des Alpes n'étaient plus qu'un peuple de pâtres, demandant de temps en temps à la rapine les ressources que le pays leur réfusait. Ajoutons que, divisés en mille groupes par des montagnes infranchissables, ils ne pouvaient conserver aucune unité politique et nationale, et conséquemment rien de cette cohésion si indispensable au développement d'un peuple. Chacun de ces groupes guerroye pour son compte; les *Lépontes* détruisent Come (94), les *Breunes* pillent Vérone, les Transalpins attaquent les Helvétiens et les Germains, etc.

Cependant ces montagnards, isolés les uns des autres, mais

désormais habitués à la guerre, opposèrent une héroïque résistance aux légions romaines, lesquelles payèrent la conquête de la Rétie par une guerre longue et sanglante.

La vallée de Blénio appartenait aux Lépontes, peut-être le plus célèbre parmi les peuples Rétiens, et qui habitait le Haut-Valais et toutes les vallées cisalpines depuis le Mont Rose jusqu'au Tyrol. Les Romains apprécièrent vite les avantages que leur offrait le passage du Luckmanier (dans la langue indigène *Lucmagn* ou Grand Lieu): ils y tracèrent une des grandes routes militaires de l'empire. Les étapes ou journées étaient: *Bilitio* (Bellinzona), *Tabernae Castrum*, *Desertinae* (Disentis) et *Curia Retorum* (Coire). *Tabernae Castrum*, la plus importante des localités de la vallée, s'étendait dans la plaine entre les villages modernes de Castro, Ponto Valentino et Lottigna; nous y reviendrons plus loin. Les autres villages qui offraient plus d'importance étaient *Abiascum* (Biasca, alors plus au Nord) et *Vallis-Maja*, le Malvaglia d'aujourd'hui.

Il n'est pas longtemps, dans ce dernier village, et précisément à la localité appelée *Torretta*, les paysans découvrirent un dépôt de 5000 monnaies romaines. Cette trouvaille, pourtant d'une importance à la portée de tout le monde, eut le sort de toutes les autres: les pièces furent éparpillées un peu partout. Nous avons pu en examiner 24, les seules bien authentiques qui nous restent. La plus ancienne remonte au règne d'Auguste (29 ans avant notre ère); des autres, une est d'Antonin (138), une de Commode (180), une d'Aurélien (270), une de Tacite (275), empereur qui ne régna que quelques mois, 15 de Probe (277 à 283), une de Numérien (283), deux enfin de Dioclétien (284-304). Le dépôt de la Torretta date donc de cette dernière époque, et était destiné au payement des troupes romaines de préside.

La domination romaine cessait pour nous l'an 402, à l'arrivée d'Alaric, roi des Visigoths, peuple civilisé auquel l'histoire octroya sans raison le titre de barbare. La domination des Visigoths, et celle des Francs (539), ne laissèrent aucune trace dans nos vallées, qui étaient dans la pratique absolument libres.

Il n'en fut pas de même de celle des Longobards. Le féroce Alboïn envoya son général Sprink soumettre nos pays, qui dès lors traversèrent une des plus malheureuses périodes d'esclavage, écrasés par des gouverneurs tout-puissants et barbares.

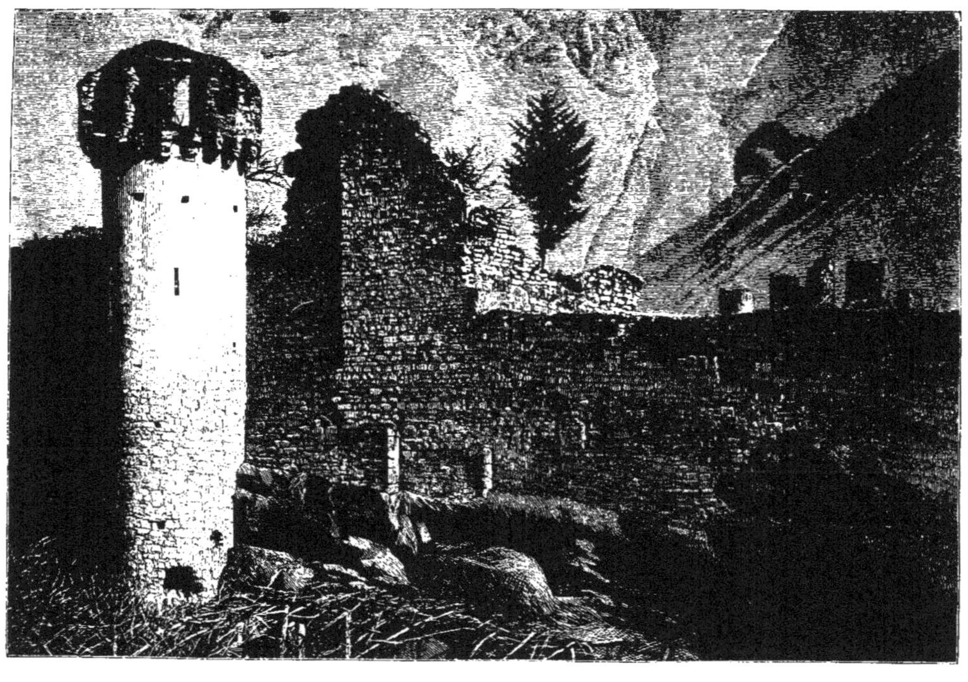

RUINES DU CHATEAU DE SERRAVALLE, PRÈS SEMIONE.

C'est du règne des Longobards que date l'extension de la langue italienne, ou mieux des dialectes italiens. La langue latine comme langue écrite, et la *romana rustica* come langue vulgaire avaient régné souveraines à peu près jusqu'à l'an 580. Cette langue *romana rustica*, qui à coup sûr avait elle aussi ses grandes divisions, vit encore de nos jours dans la langue romanche ou rétienne. Il est bon d'observer que, d'après le témoignage des auteurs latins, une partie des Étrusques avaient déjà adopté cette langue avant l'époque de l'exode de Rétus: ce fait explique pourquoi les Rétiens n'apportèrent pas dans les Alpes l'usage de la langue étrusque. Il est très-vraisemblable cependant que la langue romanche renferme encore des mots étrusques restés de l'ancien langage. Dans les vallées cisalpines la disparition de la langue romanche fut plus tardive. Cette évolution marcha très-lentement du Sud au Nord, et n'a pas encore touché à sa fin. Car, si nous laissons de côté la langue officielle et écrite, et nous nous tenons purement à la langue vulgaire, nous trouvons encore aujourd'hui tous les stades de cette évolution, depuis les dialectes désormais presque purement lombards des villes de Locarno et de Bellinzona, jusqu'à celui encore franchement romanche de la Val Bregaglia (Sura-Porta), en passant par toute une série de dialectes intermédiaires.

C'est encore sous la domination longobarde que le christianisme est introduit dans la vallée de Blénio. La nouvelle foi nous arrive cependant du Nord, apportée par les prédicateurs envoyés par le monastère maintenant douze fois séculaire et justement célèbre de Disentis. D'après la tradition, ce fut l'irlandais St. Colomban le premier qui apporta la parole du Christ; c'est en effet positif que ce prédicateur célèbre traversa notre vallée vers l'an 605, se rendant en Italie. Il paraît que St. Martin fit aussi le même voyage vers 640.

Toutefois les Blénois n'acceptèrent pas le christianisme d'emblée. L'ancienne religion payenne, mélange de druidisme et de paganisme étrusco-romain, résista presqu'autant que l'ancienne langue, et pendant des longs siècles les pratiques payennes se mêlèrent au culte catholique. C'est ainsi qu'à Ponto Valentino, au principe du siècle passé, ou célébrait encore les fêtes de Bacchus, tout comme dans l'antiquité; et nous pouvons en lire la description détaillée dans un poëme écrit en 1692 (¹).

L'histoire de la vallée pendant le reste du moyen âge présente des grandes obscurités, et nous devons nous tenir encore aux données générales.

En 726, le roi longobard Luitprand en fait cadeau au couvent de S. Pietro in Ciel d'Oro à Pavie. Il paraît que ce couvent la céda en suite aux évêques de Verceilles, car en 948, Athou, évêque de cette ville, la cède au titulaire de Milan. Il paraît toutefois que le couvent de Pavie en avait conservé une partie, car les empereurs Othon II (962), Henri II (1004) et Conrad II (1027) lui confirmaient l'un après l'autre les donations de Luitprand.

En outre il y avait des contestations entre ces évêques; car un document de 1130 nous dit que cette année-là, les hommes de Blénio, réunis à Torre, avaient juré de prendre le château de *Curterius* (près ce village) et de le remettre à ses légitimes propriétaires, les titulaires de la cathédrale de Milan.

En 1149, le pape Eugène III confirme la possession de Blénio aux mêmes titulaires. Mais il ne s'agissait là que du pouvoir ecclésiastique, avec le droit de prélever une partie des impôts, des préstations, etc. La souveraineté appartenait toujours aux empereurs d'Allemagne depuis l'an 962.

Lorsque Frédéric I dit Barberousse, empereur d'Allemagne, passa les Alpes pour combattre les Italiens, les Blénois suivirent en masse sa cause et se comportèrent vaillamment. En remercîment et comme prix à leur bravoure, en revenant d'Italie et par une charte signée à Biasca en 1176, l'empereur les déclara indépendants, en ne mettant pour condition que la reconnaissance de la haute souveraineté de l'empire.

On ne saurait dire combien de temps dura cette indépendance relative. Nous sommes réduits aux conjectures. Toujours est-il que le pays nous réapparaît au XV siècle écrasé sous la plus cruelle des tyrannies. Les nouveaux maîtres sont les comtes de Pepoli de Bologne, favorisés par un arrêt prononcé le 20 Août 1434 par Filippo Maria Visconti contre les titulaires de la cathédrale de Milan et les *hommes de Blénio*.

Les de Pepoli se comportent en vrais tyrans. Installés dans

(1) Genora: *Liber exametrorum sive heroicorum carminum.*

leur sinistre château de Serraval, ils sévissent d'une manière
atroce sur toute la contrée. La tradition en est encore vive.
Entre autres infamies, ces châtelains imposent la pratique mon-
strueuse du *jus primae noctis,* et malheur à celui qui ose
s'opposer; le gibet, dont la triste silhouette se dessine sur le
fond obscur des rochers, est là pour châtier son courage! Que
celà suffise à nous donner une idée du régime sous lequel gé-
missaient nos pères.

Un pareil état de choses ne pouvait durer longtemps; le peuple
Blénois, habitué jusque là à un régime plus humain, était à
bout de souffrance ; il ne manquait plus qu'une étincelle pour
faire éclater l'incendie, et l'étincelle ne tarda pas à luire. Mais,
exacte ou non, laissons la parole à la tradition.

Une jeune fille d'une beauté fort remarquable vivait dans le
village de Ludiano. Elle était fiancée à un jeune-homme du
pays. Le châtelain Taddeolo de Pepoli, qui peut-être depuis
longtemps guettait impatiemment la proie, le jour du mariage
venu, ordonna aux parents de lui remettre la jeune fille. Ceux-ci,
forts, du mécontentement général et de la solidarité de tous leur
voisins osèrent la refuser [1]. Le châtelain, furieux du refus, mais
n'osant pas braver par la force l'indignation générale, se ven-
gea en cédant presque toute la propriété communale du village
de Ludiano à celui plus complaisant de Semione. Ce dernier
accepta, et cette spoliation inique ne fut réparée qu'en 1883.

Mais ce nouvel acte de tyrannie combla la mesure; l'orage
populaire éclata. Une conjure fut ourdie. Un des conjurés était
le barbier du châtelain. Le jour convenu et au signal donné,
d'un coup de rasoir le hardi *Figaro* coupa la gorge au tyran.
Les Blénois, qui pendant la nuit s'étaient cachés derrière les
débris de rocher des environs, profitant de la confusion qui en
suivit, attaquèrent le château mal gardé, massacrèrent ceux
qui n'avaient pas pu s'échapper et renversèrent en grande partie le sinistre édifice. La mémoire de Taddeolo fut maudite, et
son nom, dans le langage du peuple, est encore aujourd'hui
très-commun, comme synonyme de cruel.

(1) Une autre version dit que, forcés par les armes, les Ludianois consignèrent la
jeune épouse, mais qu'ils lui coupèrent préalablement les cheveux, insulte qui
provoqua la vengeance du tyran.

Les de Pepoli comprirent que tout était perdu, et n'osèrent pas s'exposer aux chances d'une guerre douteuse et même téméraire. Ainsi, l'un des survivants, Jean Taddeo de Pepoli, fut encore heureux de *céder* (sic) à Sante Bentivoglio de Bologne la *possession* (?) de Blénio (7 Mai 1450). Ce dernier ne fut cependant pas enchanté de sa nouvelle acquisition, et ayant bien réfléchi à la situation, il eut le remarquable bon sens de déclarer Blénio libre et émancipée (12 Mars 1457).

La nouvelle période d'indépendance ne dura pas longtemps. Trop faible pour suffire à sa défense, Blénio s'alliait aux Suisses (19 Avril 1480 ?), et, suivant le sort des petits qui s'allient aux grands, elle devenait peu à peu un vrai bailliage des trois cantons d'Uri, Schwyz et Unterwalden, état politique qui dura jusqu'en 1798. Cette longue suite d'années ne fut pas heureuse pour le pays. Si des baillis laissèrent bonne mémoire d'eux, d'autres au contraire, forts d'une impunité presque absolue et du manque de surveillance, se montrèrent absolument indignes de leur charge.

C'est de cette époque que date le grand développement de l'émigration. Sans compter les mercénaires, qui s'engageaient un peu partout, la place préférée était Milan. Au XVIme siècle la colonie blénoise y était déjà assez nombreuse pour y fonder une association très-originale appelée *Academglia dra val d'Bregn*, à laquelle ne dédaignaient pas d'appartenir plusieurs entre les artistes les plus célèbres du temps [1]).

Sous tous les rapports, l'influence de cette émigration fut on ne peut plus mauvaise. D'un côté, l'agriculture était dédaigneusement abandonée aux femmes et aux vieillards (car tout ce qu'il y avait de valide et d'intelligent s'en allait), et tombait dans le marasme et dans l'oubli. De l'autre les émigrants qui revenaient, n'apportaient chez eux aucun élément sérieux de civilisation, mais bien souvent au contraire les vices et la conséquente dégradation physique et morale des grandes villes. Ensomme, période de décadence continuelle.

Aucun étonnement donc si avec un peuple tombé si bas, nos

---

(1) Voir pour les détails un livre étrange, *Igl Rabisch*, publié par cette association à la fin du XVIme siècle.

maîtres eurent beau jeu, et nous accablèrent d'exigences qu'on n'aurait pas auparavant supportées. Si bien qu'à la fin de cette domination, nos pères se trouvaient réduits à un tel état social, qu'on aurait été embarassés à les classer encore parmi les peuples civilisés. Nous sortons heureusement à grands pas de cet état de prostration, et ce siècle a marqué pour nos vallées un progrès sérieux et rapide.

En 1798 (4 Avril), nos magnifiques seigneurs des trois Cantons nous déclaraient libres. Il y eut un moment des velléites d'indépendance; quelques hommes influents avaient même préparé un projet de constitution qui faisait de Blénio un minuscule état indépendant à l'instar de S. Marino, de Monaco et d'Andorre. Mais les événements politiques empêchèrent la réalisation d'un vœu qui d'ailleurs était loin d'être unanime. Blénio fut incorporé au nouveau canton du Tessin, dont il est encore de nos jours la septième préfecture.

L'émancipation politique et l'émigration plus lucrative vers la France et l'Angleterre, ont apporté un grand changement dans les conditions sociales. L'intelligence naturelle a pris le dessus; les masures tombent laissant place aux riches maisons, et l'aisance apparaît là où la misère étendait autrefois son règne

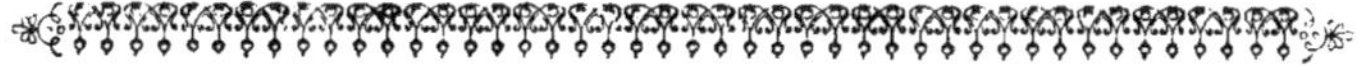

II°

DESCRIPTION

La vallée de Blénio a toujours été reconnue par tous les géographes comme la plus belle du Canton et une des mieux favorisées de la Suisse, et nous verrons que sous le rapport du climat elle ne connaît aucune rivale. Nous lui consacrerons quelques mots de description, tout en déplorant que le cadre nous empêche d'entrer dans tous les détails qui seraient intéressants.

Le voyageur quitte à *Biasca* le chemin de fer justement célèbre du Gothard.

Biasca, avec ses 3000 habitants, est une des plus importantes localités du Canton, et appartient, géographiquement, à la vallée de Blénio. Le touriste trouve dans ses hôtels un confortable parfait. S'il peut s'arrêter quelque jour, il se trouvera bien content d'avoir visité *l'église paroissiale* et la magnifique *cascade de Santa Petronilla*. L'église est un monument en pierres, stile XV.ᵐᵉ siècle, fort remarquable; l'autel mérite surtout l'attention du connaisseur. De l'église, un chemin assez commode conduit à l'oratoire de Santa Petronilla, et de là, en remontant le long du torrent du côté sud, on arrive sans trop de peine à la cascade, assurément une des plus belles et des plus hautes de la Suisse, spécialement grandiose lorsque le torrent est en crûe.

Anciennement, le village était placé un peu plus au nord. L'immense cône alluvional, pierreux et inculte, qui s'étend presqu'en forme de montagne entre Biasca et *Malvaglia,* élevé de 200 mètres et large à sa base de plus de 2000, la *Buzza di Biasca,* comme on l'appelle dans le pays, n'existait pas. Une plaine non interrompue, fertile, riante, littéralement couverte de vignobles, s'étendait jusqu'à Malvaglia et formait la richesse du pays. Soudain, le 28 Septembre 1513 le mont *Crenone* (ou *Carnone)* s'écroula, en ensevelissant le gros village de Biasca tout entier avec une partie de ses habitants. On voit encore, sur les flancs de la montagne opposée, le niveau où arrivaient les débris. Le fleuve, arrêté dans son cours, augmenta le désastre en formant un lac qui, s'élevant jusqu'à 400 m. sur le niveau de la mer, vint engloutir ce qui restait des campagnes et le gros village même de Malvaglia. Le lac ne mesurait pas moins de 1200 mètres de largeur sur 4700 de longeur. Mais la période de malheur n'était pas à sa fin. La digue opposée par l'éboulement n'était pas assez solide; l'année après elle céda, et les eaux du lac, se versant tout d'un coup et avec une violence extrême par la brèche et charriant une quantité énorme de débris, vinrent compléter la catastrophe et ravager les campagnes du Tessin jusqu'au Lac Majeur.

La route, après avoir franchi la Buzza di Biasca, nous conduit au *Pont de la Leggiuna,* d'où l'on voit l'abîme au fond duquel mugit le fleuve du même nom, au milieu d'une fraîche nuée de vapeurs. La Leggiuna vient de la vallée de Pontirone, très-peuplée malgré sa nature extrêmement sauvage, et dont les sept petits villages font partie de la paroisse de Biasca. Le plus élevé, *Mazzorino,* est à 1550 mètres.

Malvaglia (375 m.) qu'on rencontre tout de suite après et qui compte 2500 habitants, est aussi une des plus grandes communes du Canton. Les maisons, éparpillées sur une grande étendue et cachées ça et là par des groupes de châtaigners, offrent un joli aspect. L'église paroissiale se fait remarquer par l'image étrange de St. Christophe, peinte sur la façade extérieure, et par sa haute tour, dont le sommet marquait le niveau des eaux du lac en 1513. La gorge de *Lorino,* à l'entrée de la *Val Malvaglia,* offre à peu près le même aspect que celle de la Leggiuna.

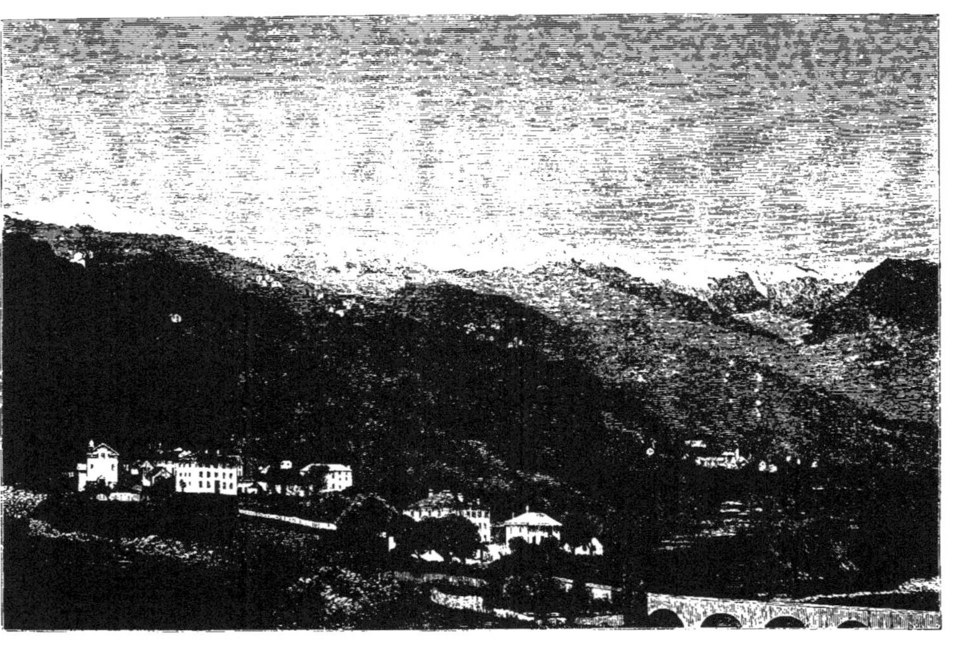

ENVIRONS D'ACQUAROSSA.

mais elle y ajoute, un peu en amont, une magnifique cascade encadrée par des grands rochers taillés à pic. On y arrive de la grande route en quelques minutes. C'est encore dans cette gorge que, attachée contre la paroi de l'abîme comme un nid d'hirondelle, se montre une des fameuses *maisons des Grebels*. Elle est absolument inaccessible. et même il paraît impossible de concevoir comment des hommes aient pu grimper jusque là et y établir leur habitation (Voir à l'article *Dongio*).

La Val Malvaglia, moins sauvage et plus importante que celle de Pontirone, nous conduit au *Piz Valrein* et au col de *Cadabbi* par lequel on peut gagner le *St. Bernhardin*. Elle contient une douzaine de petits villages. À *Tilschal*, par 1530 m., on cultive encore les pommes de terre et le blé.

Malvaglia fut gravement endommagé par les terribles inondations de 1868 (28 Septembre au 4 Octobre), qui enlevèrent un grande partie des campagnes et même quelques maisons et des habitants. On raconte l'épisode navrant d'une famille entière, isolée au milieux des eaux, qu'on voyait disparaître petit à petit sans pouvoir lui porter secours.

Le chemin jusqu'à *Motto* (441 m.). ne présente aucune particularité. Un pont de fer sur un canal à digues nous conduit de Malvaglia à *Semione* (402 m.). jolie village de 1000 habitants. dont les blanches maisons se montrent gracieusement au milieu des vignobles et des châtaigners. On y arrive directement de Biasca par la *route de la rive droite* qui se détache de l'ancienne au pont de *Loderio*. Ce dernier village (380 m.,), dont il ne nous reste que quelques masures, a été enseveli par un éboulement le 4 Octobre 1868, pendant l'inondation si tristement célèbre; il faut remonter jusqu'au XII.⁽ᵐᵉ⁾ siècle pour rencontrer une crûe si riche en désastres.

À quelques pas de Semione, à droite de la route, se dessine au milieu des châtaigners la triste silhouette du *château de Serraval* (423 m.), dont nous avons parlé au chapitre précédent. On peut aisément en visiter les importantes et vastes ruines, qu'on ne voit bien que de près.

Le joli village de *Ludiano* (480 m.) n'est pas loin. D'ici on descend à Motto pour rejoindre l'ancienne route, en passant devant l'*eglise* de S. Pierre (450 m.). La tradition fait de cette dernière un temple payen, et si on doit juger d'après le style, la tradition aurait raison. Il est bon toutefois de faire observer que les restaurations postérieures, dont le goût artistique ne saurait être plus médiocre, ont complétement changé son ensemble et son aspect extérieur, de manière qu'il faut le visiter de près pour bien se rendre compte de sa forme primitive.

De l'église de S. Pierre le coup d'oeil est magnifique. La partie basse de la vallée disparaît derrière nous, et la zone moyenne nous montre déjà sa riche parure verdoyante. À droite, la belle cascade de la *Dongia*, imposante à l'époque des pluies. On traverse une riante campagne semée çà et là de riches maisons, et on arrive à *Dongio* (470 m.). Ce village (600 hab.) est le centre commercial et industriel, et conséquemment le chef-lieu effectif de la vallée. Ses habitants émigrent à Londres, et plusieurs d'entre eux y ont réalisé des fortunes colossales. Le climat de Dongio est très-doux; les vignes y donnent un vin assez bon; ses campagnes sont des plus hâtives du Canton.

Avant d'entrer dans le village, on voit à sa gauche, attachées contre la paroi d'un rocher à pic, à 200 mètres sur le niveau de la plaine, les *maisons des Payens*, ou *des Grebels*, ou bien encore *des Cröisch*, comme on les appelle dans le pays. Ce sont les réfuges des derniers payens excommuniés de la société chrétienne et fidèles jusqu'à la mort à leurs croyances.

Ces maisons sont des véritables petites forteresses. Il n'est pas aisé aujourd'hui d'y parvenir, très-difficile surtout d'y pénétrer, et il ne faut pas conseiller cette excursion à des alpinistes qui en sont à leurs premiers débuts. Elles sont placées comme dans une niche, et leur paroi, large de 13 mètres, haute de 7, forme une seule ligne verticale avec celle de la montagne. Sur le devant, rien que l'espace vide, pas la moindre saillie; on comprend que l'escalade en soit dangereuse; un faux mouvement et on est perdus. Mais dès qu'on y est, le spectacle est grandiose, et on est transportés par la pensée dans les siècles où der êtres humains grimpaient sur ces rochers défiant la nature même, où des familles entières passaient leur vie dans ces abîmes contendus aux vautours, et il semble encore d'entrevoir au clair de la lune, vaguant par les campagnes, les silhouettes de ces hommes en même temps craintifs et redoutables.

Celles de Dongio et de Malvaglia n'étaient pas les seules constructions des *Grebels*. Il y en avait plusieures autres, sur les rochers de *Marogno* et de Motto, sur le *Satro* dans la localité dite *Sert* (800 m.), sur les monts de Biasca, à *Baita digls Grebel* (1600 m.) sur le Siman, au *Sas-Pidana* (900 m.) près Aquila, et autrepart encore; toujours dans des endroits inaccessibles ou rendus tels par des travaux de fortification. On peut encore en voir les ruines ou les vestiges. [1]).

ACQUAROSSA (350 m.) n'est qu'à 10 minutes de Dongio. On y arrive par la route du *Satro*, hardiment coupée dans les rochers à pic hauts de plusieures centaines de mètres. Des sources, la vue est vraiment magnifique, et par une belle matinée, rien n'est plus ravissant. À droite, le pic majestueux du *Siman* (2583 m.) pyramide colossale couverte sur les flancs de grandes forêts de sapins et de bouleaux, et ornée au pied de bois de châtaigners et d'avelliniers. À gauche, le fond splendide de la région centrale, fertile, riante, parsemée de villages aux blanches maisons, aux riches paturages touchant sans interruption jusqu'au sommet des montagnes. Au Nord, l'étrange pyramide du *Sosto* (2221) et la gracieuse montagne de la *Töira* (2101), et encadrés par ces dernières, les glaciers de *Camadra* et de la *Greina* avec leurs pics s'élevant jusqu'à 3200 mètres. C'est assurément un des plus beaux panoramas de la Suisse, et les reflets de dix villages et de mille chalets blanchis à la chaux sous la lumière éclatante d'un ciel sans nuages, ne contribuent pas peu à lui donner un ensemble vraiment grandiose et imposant.

La route secondaire qui traverse le fleuve par le grand pont de l'Acquarossa, rencontre successivement *Comprorasco* (560 m.), qui appartient à la paroisse de *Leontica* (876 m.), *Prugiasco* (633 m.), qui appartenait autrefois à la Lévantine, *Castro* (655 m.) et *Ponto Valentino* (721 m.). C'est dans ce dernier village qu'on célébrait encore au principe du siècle passé les fêtes de Bacchus. Il compte 700 habitants, et jouit d'un climat très-doux, surtout

---

1) Voir pour plus de détails: *Le case dei Cröisch o dei Grebels*, par Moïse Bertoni; Bellinzona 1883. En appendice, la description latine des fêtes de Bacchus à Ponto Valentino.

pendant l'hiver. *Marolta* (818 m.), un peu plus élevé, est à la limite de la culture de la vigne. *Corzòneso* (718), au Sud de Leontica, ne se voit que par quelques belles maisons se montrant coquettement sur un rocher qui surplombe la vallée. L'église de *Negrentino* (859) en amont de Prugiasco a des peintures anciennes.

C'est dans la basse plaine entre Castro et Ponto Valentino que se trouvait le *Bourg des Tavernes (Tabernae)* ancienne station romaine, et dans le moyen âge chef-lieu de la vallée. D'après un document indiscutable, la cour de justice y siégeait encore en 1430. À une époque qu'on ne peut pas préciser, un petit lac qui occupait un amphitéâtre vers le sommet du mont *Laveggia* (Piz Molare) renversa ses remparts naturels, et sous ses flots irrésistibles, emporta net le bourg entier, ne laissant pas même les vestiges. Autrefois, les habitants de Ponto Valentino, Castro et Marolta, allaient tous les ans bénir le lac; précaution un peu tardive, puisqu'il n'existait presque plus. À cette occasion, on célébrait encore une cérémonie tout à fait payenne: pour apaiser le Génie du lac, *pour l'épouser*, suivant l'expression du pays, on lui jetait tous les ans une bague.

De l'Acquarossa, la grande route suit la rive gauche. La vue est splendide. On est bientôt à *Lottigna* (695 m.) chef-lieu de la vallée; la façade de l'ancienne résidence des landvogts ou gouverneurs était jadis littéralement couverte par les armoiries des cantons et des villes suisses, et on en voit encore plusieures. A quelques minutes de Lottigna, à gauche, on aperçoit une petite église au milieu des arbres. C'est tout ce que reste du village de *Tézéghin* (660 m.), détruit le siècle passé par un éboulement.

La curieuse colline du *Grumaccio* (876 m.) qui s'élève au milieu de la vallée, sépare la Haute de la Moyenne Blénio. On arrive à *Torre* (786 m.), dont le clocher a été bâti avec les matériaux d'une tour longobarde dont on voit les vestiges à *Ingé* (850 m.); puis à *Dangio* (806 m.), à l'entrée de la *Val Soia* qui vient du Piz Valrein; en suite à *Aquila* (788 m.), village de 1000 habitants, avec des belles campagnes. La tradition, géologiquement très-vraisemblable, dit qu'anciennement le fleuve passait de Torre, et qu'un petit lac s'étendait plus au Nord

sur les campagnes de Aquila. En amont du village, magnifique
coup d'oeil rétrospectif sur la vallée; puis le paysage devient
plus sauvage, et la route suit silencieuse les caprices du thalweg.

Encore un quart d'heure, puis tout à coup, à un détour du
chemin, le voyageur est agréablement surpris par le paysage
riant et grandiose d'*Olivone*. À droite les cimes escarpées du
Mont *Giu* (2369 m.), les forêts et la *cascade de Compietto*. De
front, la gigantesque pyramide du *Sosto* (2221 m.), aux parois
à pic, aux arêtes monumentales; et séparée d'elle à peine par
une gorge étroite et profonde, la *Töira*, élevée par la nature
pour lui faire le plus frappant des contrastes, avec ses formes
et ses contours gracieux, avec ses beaux paturages semés de
fleurs et de groupes de sapins. À gauche, la large et imposante
vallée du Luckmanier, et ses pics escarpés se détachant au
loin sur le fond sombre et sévère des vastes forêts de *Campra*.
Enfin, au milieu de cette grandiose enceinte naturelle, sept
villages aux élégantes maisons, dont les blancs reflets font un
charmant contraste sur le fond vert des campagnes. À droite,
Sallo (950 m.) et *Solario* (930), au centre *Chiesa* (925) et *La-
vorceno* (895); vers le Sosto, *Marzano* (930) et vers le Luckmanier,
Scona (927) et *Somascona* (1035), forment ensemble la commune
d'Olivone.

Olivone est beaucoup fréquenté par les touristes, auxquels il
offre un confortable parfait. Le climat est excellent; pendant
l'été, une chaleur modérée le jour, et une vive fraîcheur la nuit;
pendant l'hiver, un soleil ardent et jamais de brouillard ou de
grands froids. La vigne n'y vient plus, à cause de la fraîcheur
de l'été, mais les noyers et les châtaigners y prospèrent encore.
Une tradition dit que le fond qu'il occupe était autrefois recou-
vert par un petit lac causé par un éboulement de la *Cima de
Pinaderio* (2488 m.). Olivone, qu'on appelle vulgairement *Ricöi*,
porta anciennement aussi les noms de *Frons* et de *Pescala*, son
nom romanche actuel est *Luorscha*.

III°

EXCURSIONS

Si le fond de la vallée de Blénio présente un vaste et magnifique champ pour le savant et pour l'amateur, ses nombreuses vallées latérales et les montagnes qui les entourent ne sont pas moins riches, variées et attrayantes.

« Nous invitons — écrivait en 1872 le Comité Central du Club Alpin Suisse — nous invitons cordialement les voyageurs à visiter ce district, car nous avons l'intime convinction qu'il leur offrira non seulement de nombreuses jouissances de toute espèce, mais aussi beaucoup d'intérêt. Le clubiste le plus intrépide et le marcheur le moins exercé, l'amateur des grandes et belles scènes de la nature et celui des frais et doux ombrages, le savant, tel que le géologue, le météorologue, le botaniste, comme le simple profane, chacun en un mot y trouvera de quoi satisfaire ses goûts...... Blénio, mérite au plus haut degré d'être visitée en détail par quiconque aime les Alpes. Outre que le fonds et les flancs de cette vallée offrent de grandes beautés pittoresques, elle a surtout l'immense avantage de se ramifier de tous côtés jusque dans le nœud du massif de notre champ, et d'arriver jusqu'au pied même de ses parties centrales (1) »

(1) *Le Groupe du Rheinwald* — Bâle 1872.

Et en effet, il est difficile de trouver une région qui présente plus d'avantages sous tous les rapports. À côté des passages difficiles et des ascensions dangereuses, nous y trouvons, même à des grandes altitudes, des véritables promenades à la portée du plus modeste des marcheurs; des femmes peuvent franchir sans difficulté des glaciers très-élevés et gravir des pics dépassant 3000 mètres; c'est là un grand avantage pratique pour la plupart des touristes et des amateurs, et il serait bien difficile de trouver autrepart dans les Alpes des conditions si favorables.

Nous devons signaler un autre fait important. Il arrive très souvent dans les excursions alpines que, soit à cause du mauvais temps, soit à cause d'autres circonstances qui peuvent varier à l'infini, on ne peut pas, ou il ne convient pas d'atteindre le soir l'endroit où l'on avait fixé de coucher. On est alors dans le plus grand embarras, car on n'a pas le choix entre les deux sorties: ou supporter une marche excessivement fatigante souvent pendant la nuit; ou bien renoncer à une variante avantageuse; vu qu'il est presque toujours impossible de trouver une place pour se coucher dans l'étroit et sale chalet qui constitue presque partout ailleurs le seul édifice d'une alpe (¹), et que si on en trouve, on peut rarement l'utiliser. Rien de semblable se présente chez la plupart des alpes blénoises. Ici les chalets outre qu'ils sont groupés souvent en nombre cons'dérable dans chaque alpe, ils sont beaucoup mieux bâtis et aménagés, de manière qu'on est sûrs d'y trouver un gîte en cas de besoin, et même le plus souvent le nécessaire pour s'y arrêter quelques jours. Personne qui connaît les Alpes ne méconnaîtra l'importance d'une circostance si heureuse. L'auteur de ces lignes, qui a voyagé sept ans pour l'exploration scientifique de cette région, n'a presque jamais couché que dans les chalets. Un naturaliste voyageur (et dans la vallée de Blénio seule celà est possible) qui se présente modestement et qui sait s'arranger comme il convient à cette profession, peut voyager dans ces montagnes avec une dépense absolument minime. Nous signalerons plus loin les meilleures alpes, où l'on est sûr de trouver un bon accueil.

(1) On appelle *alpes*, les stations alpines du bétail pendant l'été, et *monts* ou *primesti* les stations pour le printemps et l'automne.

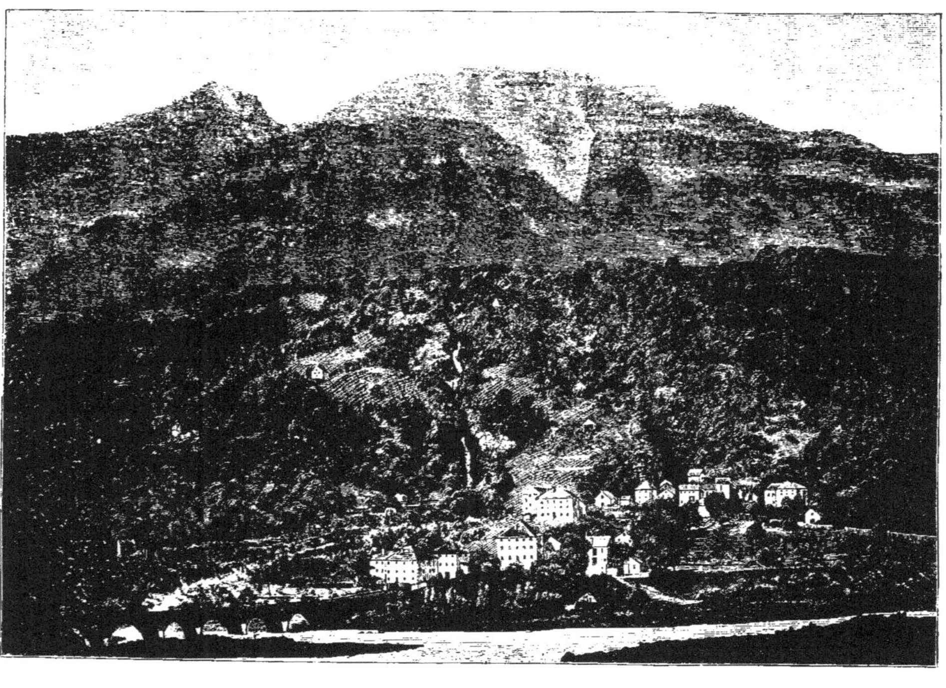

ENVIRONS D'ACQUAROSSA.

Le savant ne trouvera pas dans les Alpes Blénoises un champ moins vaste pour ses recherches. La constitution géologique de la vallée, de la partie supérieure principalement, est très-variée, et peut être comparée pour sa richesse à celle désormais célèbre du Tessin méridional et des Préalpes. Il en est de même des minéraux, dont les espèces sont bien nombreuses, comparativement au reste des Alpes. Le règne animal est également bien représenté. Mais c'est par ses richesses végétales que le pays excelle. *Blénio est sous ce rapport le district le plus riche de la Suisse,* puisque sa Flore compte au moins 1600 espèces phanérogames. Enfin son excellent climat, comme nous le verrons, vient compléter ce tableau déja si attrayant.

Nous passerons en revue quelques excursions alpines. Mais loin de nous la prétention de les avoir indiquées toutes, ni même toutes les meilleures, persuadés que nous sommes d'en omettre d'excellentes. D'ailleurs le pays s'y prête si bien, que les amateurs pourront les multiplier eux-mêmes à plaisir.

Le touriste devra toujours avoir avec lui les feuilles 411, 412, 413, 503, 504 et 505 de l'excellent Atlas topographique fédéral à 1:50000. Elles permettent ordinairement de se passer de guide. Nous indiquerons quand ce dernier est indispensable.

Le service des guides n'est pas organisé comme dans le reste de la Suisse, et c'est dommage. Il le sera sans doute dans quelque temps. En attendant, il faut s'en tenir aux guides d'occasion qu'on trouve ordinairement dans tous les villages, sans beaucoup de frais, et qui, la plupart du temps, servent aussi de porteurs. Observons que quand il s'agit, d'ascensions dangereuses ou de voyages difficiles, il ne faut pas faire le choix de son guide sans avoir pris tous les renseignements nécessaires.

Enfin, avant d'entrer dans les détails des excursions, pour ne pas nous répéter continuellement, donnons une fois pour toutes, la liste des alpes où l'on peut compter sur un bon accueil, en écrivant en *italique* les noms des alpes particulièrement recommandées, et entre parenthèse, les noms indigènes. avec l'ortographe allemande (¹).

____

(1) Sur les cartes on a voulu italianiser quand même le noms indigènes romanches, de telle manière que très-souvent les habitants du pays ne comprennent pas les noms que le touriste leur donne d'après sa carte. C'est un inconvénient très-désagréable, mais bien difficile à éviter.

Val Pontirone,	gauche:	*Cava,* Albeïa, Compietto (s/ Biasca)
—	droite:	Biasagno?
Val Malvaglia, Vallée principale,	gauche:	*Giumello Schemen) Guarnaïo*
— —	droite:	*Cervio (Schèrof),* Giovo (Tschous)
— Val Combro,	gauche:	Albis?, Padella?
— —	droite:	Caldoggio (Kaldötz)
Val Carassina		*Bresciana,* Carassina
Val Luzzone	gauche:	Garzura
—	droite:	*Muttarasch,* Cavallasca, Cavallo, Schifdeid?
Val Camadra		Point d'alpes convenables
Val Campo	gauche:	*Buarina*
—	droite:	Predasca
Val Santa Maria (Vallée du Luckmanier):		*Santa Maria* (hospice), Acqua-Calda.

I.

De Acquarossa au Siman et au piz Valrein.

Après avoir visité le fond de la vallée, l'ascension de la majestueuse pyramide du Siman est la première excursion qui se présente au touriste « Grâce à une position exceptionnelle- « ment favorable, c'est un des sommets du champ d'excursions « qui mérite au plus haut degré d'être visité » (1). Comme presque tous les voyages de ce genre, elle est un peu fatigante, mais

(1) M. Gosset, ouvrage cité.

elle ne présente aucune difficulté. Un guide est nécessaire jusqu'au sommet de la montagne; on peut s'en passer pendant le reste de l'excursion ou durant le retour.

L'ascension demande six heures, le retour trois ou quatre. Les alpinistes peuvent la faire en une journée; mais si on n'est pas pressés, il vaut mieux diviser la marche sur deux jours. Dans le premier cas, on part de l'Acquarossa à 3 h. du matin. On gagne successivement les *monts de Pianezza* (810 m.), *Ronco* et *Pian-Prodé* (1339 m.). Pendant la route, magnifique coup d'œil sur la partie la plus belle de la vallée. On ne trouve pas toujours de l'eau. Depuis Pian-Prodé le chemin suit l'arête qui surplombe le *Vallone*, jusqu'à environ 1700 m., où il plie à droite, gagne le torrent de la *Dongia* qu'il traverse vers 1830 m., et les *alpes* du même nom. On remonte le torrent sur sa gauche jusqu'au dernier chalet de l'alpe (2250 m.), et sur sa droite jusqu'au *Pass-Siman;* ici on tourne vers le Sud, et suivant l'arête escarpée, on gagne aisément le sommet (2583 m.). Dans le second cas, départ à 5 h. de soir de l'Aquarossa; on arrive en 2 $\frac{1}{2}$ h. à Pian-Prodé où l'on couche (¹). Le matin, départ à 3 h.

Du sommet du Siman, le panorama est grandiose, car sur les trois-quarts de l'horizon la vue n'encontre pas d'obstacle. La vallée, qui se montre dans tout son éclat, et les flancs escarpés de la montagne, remplissent en même temps d'admiration et d'horreur. Dans le retour, on peut descendre le long de l'arête du Sud jusqu'à la hauteur du premier chalet; on se dirige ensuite vers ce dernier. On trouve quelquefois un gîte dans les chalets plus en aval.

Du Siman, on peut aller directement au Piz Valrein et au St. Bernardin; on évite ainsi de redescendre dans la vallée; nous insistons sur cet avantage précieux qui fait gagner du temps, et épargner une nouvelle ascension, tout en rendant l'excursion plus importante. Pour ce faire, il faut coucher à Pian-Prodé, escalader le jour après le Siman et aller coucher le soir à l'alpe de *Cerrio* (Schèrof, 1961 m.) ou à celle de *Guarnajo* (2039).

---

(1) S'assurer d'avance si à l'époque de l'ascension les gens du pays y sont avec le bétail ou non. C'est une précaution qu'il ne faut jamais négliger, et nous insisterons ici une fois pour toutes.

Le chemin, qui part des chalets moyens des alpes de la Dongia, est agréable, car on se tient toujours à la même altitude, et passe par les alpes de *Pro* (2018 m.), *Gioro (Tschous,* 2010 m.) et *Preskulm* (1949 m.), à travers les paturages. Depuis Guarnajo un guide est nécessaire quoiqu'un *bon alpiniste,* les cartes que nous avons indiquées à la main et à l'aide des notes que nous donnons, puisse toujours se passer de guide. Le chemin devient plus fatigant. On remonte le torrent sur sa droite, et on gagne l'amphitéâtre supérieur des paturages de Guarnajo; en remontant toujours vers le Nord, on s'engage dans une gorge étroite et bordée de parois à pic, à l'issue de laquelle commence le versant de la Val Soja, en se tenant alors à la même altitude, on longe un petit lac qui n'est pas marqué sur les cartes, on traverse le glacier, et on gagne la *Moraine* opposée. Pour le reste de l'ascension, voir l'article suivant.

De Guarnajo on peut aussi gagner directement le St. Bernardin. Quitter alors le chemin tracé plus haut, après avoir gagné l'amphitéâtre supérieur de l'alpe, tourner à droite et franchir le *Passo de Cadabbi* (2950 m.). De là, par le glacier, au *Gemskanzel* (voir à l'article suivant). Le chemin jusqu'au col est fatigant; guide très-utile. Le passage par *Urbello* et le *Vogel-Joch* (2938) est plus difficile.

Le massif montagneux du Siman offre vers le sommet des beaux cristaux de *tourmaline.* Mais sous le rapport botanique, c'est à coup sûr un des points les plus riches de la Suisse. Tandis qu'à son pied, sur les rochers du Satro, prospèrent encore à l'état indigène diverses espèces de la flore méditerranéenne, telles que le Figuier *(Ficus carica sylvestris),* le *Ruscus aculeatus* et même l'*Opuntia vulgaris* ([1]), ses cimes plongent en pleine région glaciale. Le versant occidental et le septentrional, quoique moins pourvus, comptent cependant quelques espèces rares, telles que la *Clavaria ophioglossoides,* l'*Aconitum Störkeanum,* le *Senecio Fuchsii,* etc. La région élevée est plus riche; notons en passant la *Lecidea Wahlenbergii,* l'*Androsace Heerii* (plante très-rare, croissant sur les rochers du pic *Ganna Rossa* et sur

---

([1]) Nous ne l'avons plus rencontrée après le terrible hiver 1879-80; le froid l'aurait-il effacée ?

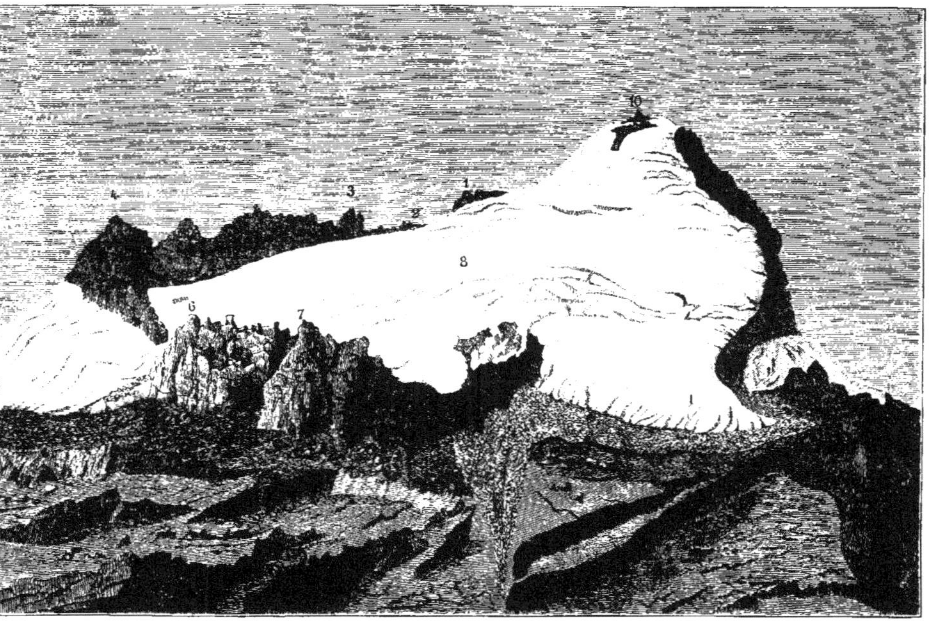

LE PIZ RHEINWALD.

ceux qui surplombent le dernier chalet de l'alpe de la Dongia),
la *Sagina Linnaei*, l'*Armeria alpina* (sommet), la *Rhodiola rosea,*
la *R. rosea var. cuneifolia*, le *Cerastium subacaule*, différentes
Phyteuma, Draba frigida et *D. Johannis*, des *Orchis. Alchi-
milla, Thymus. Cerastium* et *Androsace* rares, etc.

II.

De Olivone au Piz Valrein et au St. Bernardin.

Nous ne connaissons guère, dans toute la région des Alpes
qui nous intéresse, une ascension qui présente plus d'intérêt
que celle du Piz Valrein, le pic le plus élevé et le plus imposant du Canton. Il faut lui consacrer trois jours; mais si le
temps est beau, on ne regrettera pas la fatigue supportée et
les dangers courus. Le nom, qui signifie en langue romanche
pic de la vallée du Rhin, a été germanisé en *Rheinwaldhorn.*
bien improprement. car il est difficile de trouver une région
plus déboisée. Du versant grison, le Piz Valrein a été gravi la
première fois par Placidus a Spescha en 1789, puis en 1859
par M. J. J. Weilenmann, et en 1861 par M. Coaz. De ce côté
l'ascension est relativement aisée. Il n'en est pas toujours ainsi
du versant tessinois. De l'ouest l'ascension directe par le glacier
de Bresciana, tentée en 1871 par le D.ʳ W. Bernouilli, n'a été
réalisée pour la première fois qu'en 1878 par l'auteur de ces
lignes, après deux tentatives sans résultat. Terminons cette
esquisse historique en signalant en 1881, du côté tessinois, la
première et jusqu'ici la seule femme qui ait gravi le Piz Valrein, dans la personne de M.ᵐᵉ Caroline Simen; notons aussi en

1879 et en 1881 le lieutenant du génie indien J. Papa et M.ʳ Rinaldo Simen, qui publia une relation détaillée (1).

Un bon guide est indispensable; mais il est malheureusement difficile d'en trouver, peu de gens ayant fait cette ascension.

Olivone est le point de départ le plus convenable. Il faut coucher le soir à l'alpe de *Bresciana* (1882 m.); cette partie du voyage demande 5 heures. Un sentier assez bien tracé conduit d'abord à *Compietto* (1580 m.), paturage fertile où l'on faisait autrefois des cultures. Pendant la route bon coup d'oeil sur Olivone, la vallée du Lukmanier, les gigantesques rochers du Sosto, le torrent de Compietto et ses chûtes. En amont, la magnifique *cascade de Compietto* (1680 m.). On traverse ensuite les alpes de *Bolla* (1723). *Carassina* (1776) et *Cassimoi* (1830); on peut loger au besoin dans ces deux dernières. De Cassimoi on peut gagner la vallée de la *Lenta* par la *Bocchetta de Furnei* (2879), la vallée de Blenio par le col *Furca de Sass de Pin* (2300), et celle de *Scaradra* par le col de *Surda* (2850 m.).

De Bresciana, l'ascension demande de 6 à 8 heures, selon l'état du glacier. Il faut quitter l'alpe à 2 h. du matin. Le chemin, suivant le thalveg, est d'abord commode. Nous n'avons rien de mieux que d'extraire quelques passages de la relation de M.ʳ R. Simen:

« À Bresciana nous traversons une vaste zone, magnifique paturage avant 1868, mais aujourd'hui complétement ensevelie sous un immense amas de gravier provenant du glacier de *Casletto*. Nous sommes bientôt à la hauteur du *Passo di Piotta* ou de *Termine* (2022 m.). Là le chemin descend dans la vallée de la Soja; on le quitte, et on remonte à gauche le long du torrent. D'ici on peut voir au fond de l'immense vallée (Blénio) les villages de Largario, de Leontica, ecc. Sur le vaste cirque des Alpes, du *Basòdino* à la *Greina*, l'horizon bleu se colore en rose, et les rayons dorés du soleil naissant vont frapper les vierges cimes de la *Jungfrau*, qu'on distingue nettement. La température est plus que fraîche; nous avons 3 degrés sous le

---

(1) *Note d'Escursioni Ticinesi* (Blénio et environs), dans le *Dovere*, 1881, N.° 115 à 130. Locarno chez D. Mariotta. Les touristes consulteront avec beaucoup de profit ce journal de voyage d'un des plus distingués et sincères amis des Alpes.

zéro, et les marmottes, cachées dans leurs terriers, ne font pas encore retentir les échos de leur sifflement caractéristique ».

« À 2700 m. le sol est gelé. Nous nous trouvons au pied d'une immense moraine. (C'est la *Grande moraine* latérale du glacier de Bresciana, courant du N. E. au S. W. sur une longueur de plus de 800 m.). Nous devons en gravir la crête à l'extrémité S. et la parcourir d'un bout à l'autre. C'est un voyage d'une demi-heure, et de ma vie je n'ai jamais fait l'égal. La moraine est un vraie montagne formée par le dépôt et les débris charriés par le glacier; le versant externe offre une pente très-vive et composée de débris mouvants; mais le côté qui regarde le glacier est presque à pic; elle a bien jusqu'à une centaine de mètres d'hauteur. La crête est une arête coupée à angle très-aigu; on a à peine la place pour mettre les pieds; heureusement le sol est gelé et la masse assez solide. Cependant, à tous les pas, des pierres se détachent d'un côté et de l'autre, et vont se perdre avec fracas dans les bas fonds de la moraine ou dans les crévasses du glacier qui s'ouvrent béantes à nos pieds. Devant nous, la cime glacée du Valrein, candide, immense.... » (¹).

L'extrémité N. de la moraine s'appuye à des rochers à pic. Il faut les franchir en profitant d'une gorge en forme de cheminée qui s'ouvre vers le milieu. Si la saison ou les vents y ont amassé de la neige, ce qui arrive quelquefois, le point est très-difficile. L'époque la plus favorable est vers la moitié d'août.

« À 7 h. nous sommes à 2800 m. entre le pic de la *Negra*, sur lequel planent deux grands vautours, (2997 m.) et le glacier, sur une plateforme ornée de quelques gazons fleuris d'*Armeria alpina*, de splendides *Myosotis* et *Gnaphalium dioicum*, et d'où l'on admire le superbe ensemble des Alpes disposées tout autour en amphitéâtre..... C'est le meilleur point pour le repas matinal. Le glacier est gelé, mais des blocs de glace remplacent l'eau ».

(1) **Notre** gravure, pour plus de clarté, porte des numéros; en voici l'explication:
1: les *Castiuns*, crête rocheuse sortant du glacier au-dessus du col d'Adula — 2: Col d'Adula — 3 et 4: cimes du Granhorn ou *Grischa* (3190 et 3260 m.) — 5: Glacier de Caslet — 6 et 7: Sommets de la *Négra* (2997 et 2949) — 8: Glacier de Bresciana — 9: Grande Moraine — 10: Piz Valrein.

« Ici commence le glacier, que nous ne quitterons plus jusqu'au sommet. Pendant deux heures nous montons doucement, n'ayant autre soin que d'éviter les crévasses, et en sondant de nos alpenstocks là où le névé recouvre la glace. » Jusqu'au Col d'Adula, le chemin suit un grand arc de cercle ouvert vers le S. et dont le dos longe le pied de la Negra et du *Grauhorn*.

« L'aspect du glacier est splendide; on dirait une vaste mer agitée subitement solidifiée par un coup de gèle. ... À ce point, un groupe d'une quinzaine de chamois avec leur petits se montre sur la neige à un tir de carabine. Ils nous observent assez longtemps, puis ils s'élancent vers les hauteurs du Valrein. Nous les avons revus encore; c'est vraiment beau que l'apparition de ces gracieux habitants des Alpes, et leur course vertigineusement rapide sur les glaciers; c'est un dernier reflet de la vie qui nous éclaire l'esprit, pour nous replonger après dans la contemplation silencieuse du sublime désert qui nous entoure ».

Au Col d'Adula *(Adulajoch*, 3190 m.) l'horizon s'élargit, et la vue embrasse la chaine des Alpes grisonnes dans toute son étendue. « Nous n'avons plus que 208 mètres, mais la marche devient plus difficile. Le guide ne permet plus d'avancer isolément; il nous passe une sangle autour du corps, et nous attache à une solide corde, à dix pas l'un de l'autre, en recommandant de ne pas perdre cette distance respective. Il ne nous est plus possible de marcher sur le glacier par une pente du 75 pour cent et plus. Le guide, qui marche à la tête, la hache à la main, taille dans la glace des marches assez larges pour y placer le bout du pied. Je m'amuse à les compter; quatre échelles et 256 marches! Entre l'une et l'autre, nous utilisons quelques oasis formées de débris mouvants. ... ».

« Nous sommes enfin sur le sommet, à 3398 m. d'altitude, *hurrah!* C'est 11 h. et ¹⁄₂; nous avons donc passé 4 h. sur le glacier. Le ciel est pur, et le soleil nous frappe sans compliment, rendant inutiles nos couvertures de laine. La cime est formée par une petite plateforme rocheuse, sur laquelle nous préparons notre dîner. Les provisions disparaissent en un clin d'oeil, arrosées par une excellente bouteille de Marsale que nous buvons à la santé de la première femme qui a escaladé le Valrein, et

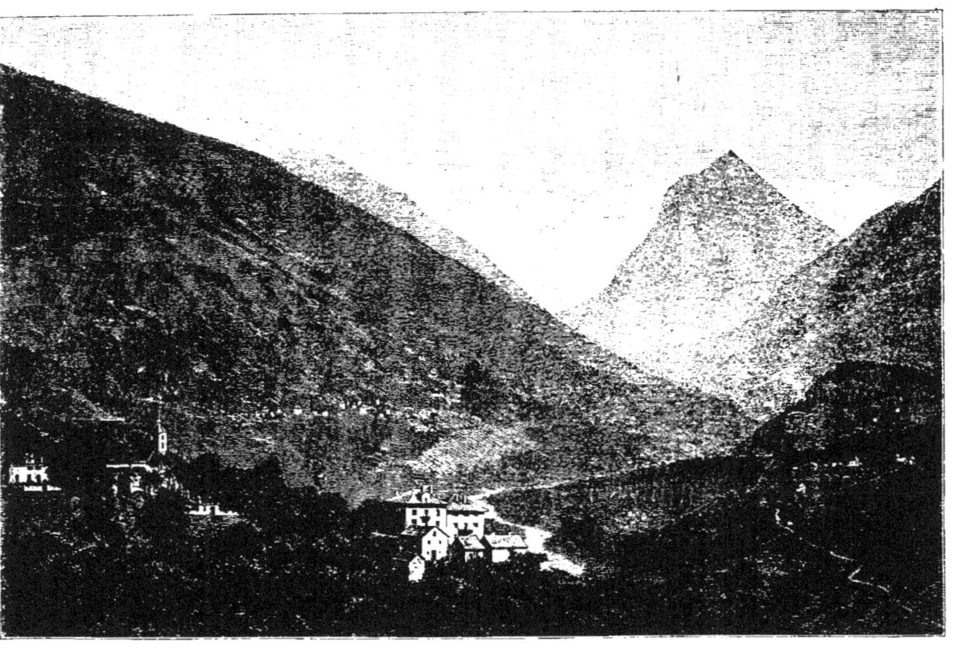

VUE DU NORD DE LA VALLÉE DE BLENIO, DEPUIS CORZONESO.

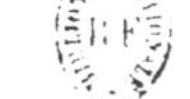

par l'eau que nous donnent des blocs de glaces fondus. Puis on se repose; à cette altitude, un lit de pierres vaut bien le meilleur lit de la plaine.....».

« Pour mon compte, j'admire l'immense panorama des Alpes; il ne s'agit plus ici d'une étendue plus ou moins limitée de l'horizon; mais bien d'un cirque complet, gigantesque, immense, tel que je n'en ai jamais vu l'égal. L'horizon ne connaît pas de limites, l'horizon clair, splendide, sans pareil. Le Mont Viso, les Alpes Maritimes, le Mont Rose, le Mont Blanc, le Cervin, l'Aletschhorn, le Mönck, le Finsteraarhorn, la Jungfrau, le Scopì, l'Oberalp, le Tödi, les montagnes de la Forêt Noire, de l'Appenzell, du Voralberg et du Tyrol, la Bernina, les monts de Valcamonica, le Generoso, le Camoghé, les Apennins et la vallée du Pô, les Préalpes: voilà les points saillants de l'immense panorama. Il y a bien de quoi satisfaire les plus vifs désirs et de compenser n'importe quelle fatigue ou danger....».
Il faut quitter le sommet entre 2 et 3 heures; la descente demande trois à quatre heures, et les mêmes précautions que pour l'ascension.

Le Piz Valrein présente un fait curieux, peut-être unique dans les Alpes. De son sommet, qui est à 400 mètres au dessus de toute végétation, on peut encore voir des vignobles, et même, à une distance ne dépassant pas *sept kilomètres,* des endroits où l'on peut encore cultiver en plein air des palmiers (à Grumo, Ponto Valentino, etc., palmiers *Chamaerops).*

Du Piz Valrein on peut gagner le St. Bernardin. À moins d'être bon marcheur, il faut dans ce cas descendre à la cabane du Club, et de là, par le thalweg et puis par la route postale, atteindre le col. On peut cependant atteindre le soir le St. Bernardin. Le chemin est long, mais sans difficultés. Il faut alors quitter le sommet à 1 heure; au pied de la pyramide supérieure, avant d'arriver au Col d'Adula, à 3250 mètres, on plie à droite en suivant la crête du névé qui sépare le versant de la *Lenta* de celui de l'*Hinterrhein.* Vers 3100 m., aux premiers rochers saillants, on tourne au S. E. et on descend sur le *Rheinwald-firn.* Alors, toujours en se tenant à la même hauteur (entre 2700 et 2900 m.), on passe entre le Gemskanzel *(Refugi de camotschs,* 2916 m.) et le *Vogelberg* (3220) et entre le *Paradies-*

hörnli (2963) et le *Rheinquellhorn* (3200); puis, descendant doucement jusqu'à la hauteur du passage du St. Bernardin, mais se tenant toujours à droite, on suit sur le glacier du *Zapport* les flancs neigeux du *Zapporthorn* (3149); au pied de la pyramide du *Breitstock* on quitte le glacier, et après avoir tourné le *Marscholhorn* (2902), on se trouve au *berghauss* du St. Bernardin, sur la route cantonale; il suffit d'arriver là au tomber de la nuit. De l'alpe de Bresciana, gravir le Valrein et gagner le soir le St. Bernardin, c'est de toutes les excursions blénoises la plus riche en émotions et la plus digne d'un vrai alpiniste.

La composition minéralogique du massif de l'Adula n'est pas riche. L'amateur trouvera cependant des beaux talcs sur la *Colma* entre les vallées de Carassina et Blénio; et sur les sommets de *Furnei*, l'amiante, la tourmaline, des radiolithes, dystène, etc. La flore l'est encore moins, vu l'altitude. Notons l'*Artemisia compacta*, les magnifiques edelweiss (*Gnaphalium leontopodium*) des paturages de Cassimoi (Furnei), l'*Androsace chamaejasme*, le *Gallium anisophyllum*, le *Hieracium aurantiacum* (Carassina, aux *Schistèls*), les *Gnaphalium fuscum, pusillum, norvegicum et Hoppeanum, Senecio,* Salix, etc.

III.

De Olivone à Disentis par le Lukmanier.
Retour par le lac Redig et par le glacier de Medel.

C'est une excursion que tout le monde peut faire; on n'a qu'à suivre la route postale. À pied, il faut 4 h. de Olivone à *Santa Maria* et autant de cet hospice à Disentis. La route fait un

long détour avant d'arriver à *Camperio* (1228), premier hospice;
magnifique coup d'oeil sur toute la vallée, et tout spécialement
sur le cirque d'Olivone. Après les forêts sauvages de Val Campra,
le paysage redevient plus riant et on traverse le versant presque
vertical de *Pianca Bella*, à une hauteur considérable sur le
fond de la vallée. Au *Piano di Segno* (1650 m.) le panorama
change encore, et la vue peut s'étendre sur les cimes et les
paturages du Lukmanier. À droite la Töira (2509) et le *Scopi*
(3200), à gauche le *Skaï* (2676), les étranges cimes du *Columbe*
ou *Petchen* (2549) et le pic *Lukmanier* (2778); au fond, les
cimes neigeuses de *Rondadura* (3019) et de *Laiblau* (2963). On
passe devant l'hospice abandonné de *Casaccia* (1822), à demi
enseveli sous les éboulements, et après avoir traversé l'amas
calcaire de la *Farina*, on franchit le col à 1917 mètres. Ici
s'ouvre la magnifique plaine de Santa Maria (1842), avec ses
riants paturages et les gracieuses vallées qui l'entourent.

Santa Maria offre un excellent centre d'excursion, et le touriste peut, avec grand avantage, établir son quartier dans l'au-
berge très-confortable. La belle vallée de *Termine* conduit aux
alpes de Piora, par celle plus sauvage de *Cadlim* ou parvient
au St. Gothard; enfin Santa Maria est un point de départ très-
avantageux pour l'ascension si intéressante et si commode du
Scopi (voir à l'art. suivant).

Le versant grison (Val Medel) a un aspect plus sauvage et
sévère. Gîtes aux hospices de *S. Gall* (1681) et de *S. Gion* (1615),
ainsi qu'à *Perdatsch* (1552). Au-dessous de ce petit village, le
Rhin-Moyen se précipite d'un rocher de plus de 40 m. de haut
dans un abîme effrayant; on est guidé vers ce lieu un peu écarté
par un fracas semblable à celui du tonnerre. On rencontre ensuite
Acla (1476), *Fuorns* (1482), *Pardi* (1399), *Platta* (1380), chef-lieu
de la vallée; enfin *Curaglia* (1332). Ici la route s'engage dans
une gorge à une grande hauteur et devient monumentale: il a
fallu lui frayer un passage dans le roc et creuser une grandiose
série de 11 tunnels. À l'issue du dernier se montre le village
de *Disentis* (1150), où l'on arrive après avoir traversé le *Rhin
Antérieur*.

Les touristes peuvent accomplir un magnifique tour en revenant par la *Val Cristallina* qui débouche à Perdatsch, et par le

lac *Redig :* le chemin n'est pas plus long et on peut atteindre le soir Olivone. Suivre le thalweg jusqu'au chalet de *Palius* (1740); un peu en amont, prendre à gauche la vallée d'*Ufiern* jusqu'au dernier chalet de l'alpe de Cristallina (2025); de là directement vers le SE. jusqu'au lac Redig ou *Retico* (2378). Placé au fond d'un bassin presque circulaire, d'une couleur foncée et d'une profondeur énorme, entouré de montagnes absolument dépourvues de toute végétation, ce lac a un aspect étrange, et le silence sépulcral de cette nature sauvage et déserte contribue à faire du paysage un ensemble en même temps si grandiose et si triste, que le souvenir en reste ineffaçable. Ainsi, le contraste est très-frappant, quand, après quelques pas, tout d'un coup, la fertile vallée de *Campo* se montre soudainement avec ses cultures, ses alpes et ses paturages sans bornes. On est vite à l'alpe de *Boarina* (1871) et de là par *Orsera* et Campo à Olivone (voir article suivant).

Le retour par le *Glacier de Medel* est plus long et plus hardi, mais il constitue à lui seul une excursion des plus intéressantes, en même temps qu'une ascension de premier ordre. De Curaglia, par la *Val Plattas*, suivre le chemin de l'alpe jusqu'en aval de la *Fuorcla de Laraz*, à la hauteur de la sortie du torrent du glacier (2218 m.). Là prendre le *Glacier de Plattas* et le remonter jusqu'à la pointe isolée et rocheuse dite *Rifugi de Camotschs* (2927). Cette partie de l'ascension est la plus difficile, car la pente du glacier est très-vive et les crévasses nombreuses et entrelacées. Du Rifugi de Camotschs on peut gravir sans difficulté le pic *Medel* (3203), le géant de cette région. Du sommet, le panorama est saisissant et grandiose; la vue, s'étend sur une grande partie du Tessin et des Grisons, et se perd dans le dédale des cimes et des glaciers environnants.

Du pic Medel on peut descendre sans difficulté dans la *Val Camadra* et à *Ghirone*, en traversant le *Glacier de Camadra* du N. au S. et par les paturages de *Centovalli*. On peut aussi, par le même glacier et le col dit *Pass-Ufiern* (2660), gagner le lac Redig et de là l'alpe de Boarina.

De la Fuorcla de Lavaz (2509), par les alpes de *Starelatsch* (2325), *Viglo* (1875) et *Sutglatsché* (1810), on peut gagner la vallée grisonne de *Sumritg* (Somvixerthal) et les bains de *Tenig.*

IV.

Ascension du Scopì.

Départ d'Olivone dans l'après-midi; coucher à Predasca si on veut faire le matin l'ascension de la Tôira, à Boarina si on veut escalader le Scopì. On admire d'abord la *Gorge de Sosto,* qui mérite à elle seule un excursion. À *Prou* (1210 m.), magnifique coup d'oeil sur le grand cirque de Campo et Ghirone et sur les parois colossales du Sosto. À l'église de Campo on prend à gauche le chemin de la rive droite qui remonte caché dans les frais ombrages de la forêt de *Guald.* Belle vue sur le côté opposé et sur les riantes et fertiles prairies d'*Orsaira* (1470). On arrive sans fatigue à l'alpe de *Predasca* (1752), et de là par le chemin de *Stabianti* (1860) et de *Stabionnoro* (1900) a *Boarina* (1871). L'ascension du Scopì de ce côté est une des plus commodes et des plus agréables; c'est un avantage précieux, unique dans toutes les Alpes Rétiennes, si on considère l'hauteur très-remarquable qu'on peut atteindre. Le chemin traverse les paturages de Boarina; on peut passer partout: mais il vaut mieux de prendre d'abord les *Canali,* puis remonter à droite jusqu'au gracieux dôme du *Stabio delle pecore* (2469). On se dirige alors tout droit vers le sommet de la montagne, qu'on gagne sans difficulté par le glacier non interrompu de *Casaccia,* en tournant une péninsule rocheuse, dont les débris glissants d'ardoise renderaient la marche pénible. Du *Scopì* (3200 m.) ou *Skupil,* la vue est très-étendue, et quoique le panorama ne soit pas à comparer avec celui du Valrein, il est cependant des plus grandioses et de nature à satisfaire l'alpiniste même le plus exigeant.

On peut opérer le retour par Boarina et Orsaira, après avoir visité le lac Redig (Du dôme du Stabio de le Pecore, à travers les paturages de Boarina, se tenant toujours à la même altitude). Mais il vaut mieux de compléter le tour en revenant par le Lukmanier. On descend dans les *Canali,* qu'on remonte jusqu'au col de *Ganna Nera* (2404); de là, suivant à droite la même ligne d'altitude, passer au-dessus des éboulements calcaires de Casaccia, et par les paturages descendre à Santa Maria. Route très-agréable.

De Olivone à Boarina, 5 h.; de Boarina au Scopi, 5 à 6 h.; du Scopi à Santa Maria, 5 h.

V.

De Olivone à Piora
par Val Campo, la Töira, Dötra et le Lukmanier.

De Olivone par les gorges du Sosto et Predasca gravir la Töira; parcourir dans toute sa longueur la vallée sans rivales de Dötra, traverser le Lukmanier dans le point où il est plus pittoresque, et par la vallée déjà célèbre de Piora, gagner le St. Gothard — c'est une des plus belles excursions de la Suisse, et à coup sûr la plus agréable et commode de la Suisse italienne, en même temps que la plus riche pour le naturaliste.

L'article précédent nous a conduits à Predasca. Le matin de bonne heure, par un chemin assez bon, on gravit la Töira (2101). Il faut y être avant le lever du soleil: le spectacle est ravissant. Malgré le peu d'élévation, le panorama est très-vaste et ne la cède en beauté qu'à ceux du Valrein et du Scopi. Mais

la montagne elle-même est la plus belle du Tessin septentrional.
On peut descendre à *Anveuda* (1679) et de là à travers les
prairies jusqu'à *Croce Portera* (1920). On peut cependant éviter
cette descente, par un autre chemin aussi très-pittoresque.
On revient d'abord au *Pass de Töira* (1925); de là on gravit
du côté opposé la première cime de la *Costa* (2100), et on parcourt encore environ 800 mètres le long de la crête gazonnée;
avant d'arriver à la seconde cime, on trouve, à demi caché dans
l'herbe, un sentier qui, par une descente insensible sur le versant
méridional, et traversant la partie supérieure de la vallée de
Dötra, conduit au col de Croce Portera, d'où l'on descend dans
le vallée du Lukmanier. Ce chemin est particulièrement recom-
mandé aux botanistes; durant tout le parcours la vue est d'ailleurs splendide.

La vallée de Dötra et les cimes de la Töira et de la Costa,
présentent un ensemble ravissant et sans égal. Là il n'y a plus
rien de la nature sauvage des Alpes; sur une étendue de plus
de quinze kilomètres carrés, rien que des immenses et riantes
prairies gracieusement ondulées, semées, comme un vaste jardin
anglais, de groupes de pins et de gracieux bouquets de rhododendrons, arrosées par des ruisseaux gazouillants, et émaillées
par une variété étonnante des plus belles fleurs alpines. Les
montagnes elles-mêmes n'osent pas interrompre ce magnifique
tableau, et leur cimes disparaissent sous le verd tapis. C'est
une oasis rayonnante de lumière et de beauté, dans le calme de
laquelle on aime à se bercer et reposer le cœur et l'esprit dans
l'abandon d'une douce rêverie.

La vallée de Dötra est séparée de celle de Campra par l'arête
boisée de Pianca Bella, dont le sommet n'arrive qu'à 1955 m.
d'altitude. De Croce Portera on descend en une demi-heure à
Acqua Calda; mais il faut pousser le soir jusqu'à Santa Maria,
sinon l'étape du jour suivant serait trop longue.

De Santa Maria par Val Termine à Piora, le voyage ne saurait
présenter moins de difficulté; des deux côtés la pente est insensible et la route traverse des paturages sans interruption.
Par le *Passo dell'Uomo* (2212) on descend dans le magnifique
cirque de Piora, parsemé de lacs et couvert de paturages fertiles.
L'*Hôtel Piora* (1831) est placé à l'extrémité du lac *Ritom*, un

des plus beaux des Alpes rétiennes. C'est un bon centre d'excursions pour visiter les lacs de *Tom* (2023), de *Cadagno* (1921) et de *Murinascio* (2305), et faire l'ascension du *Camoghé* (2359), du *Fongio* (2212) et du *Pettan* (2766, vue générale sur toute la Léventine). De Piora à Airolo par *Altanca* (1392), *Brugnasco* (1386) et *Madrano* (1152); ou bien par le *Col du Pian Alto* (2121) et les paturages de *Ruten* (1680) en *Val Canaria*. De Piora au St.-Gothard par l'alpe de *Lei* (2018), *Canaria* (1770) et les alpes de *Pontin* (1870) et de *Sorescha*.

À moitié la Val Termine le Rhin débouche de la vallée sauvage de *Cadlim* appartenant au Canton Tessin. Par Cadlim on peut gagner *Andermatt*. À la *Bocca de Cadlim* (2542) on peut voir la véritable *source du Rhin*, c'est à dire de sa branche la plus longue et la plus importante, le Rhin-Moyen; le fleuve célèbre sort d'un petit lac formé par le neiges fondantes; il est alors un ruisseau à peine visible. On descend dans la Val Canaria, on remonte du côté opposé, et par le *Pass de la Rossa* on gagne les paturages de *Wildmatt* et la vallée de l'*Unteralp* (point d'alpes convenables) qui débouche à Andermatt.

Du Lukmanier (Casaccia), on peut aussi gagner le Piora par les alpes de *Gana* et de *Camsorair* et le *Pass-Columbe* (2375). Mais ce col est plus élevé que celui du Passo dell'Uomo, le voyage est plus long et le paysage n'est pas si beau. Un troisième passage (2381), se trouve entre le Columbe *(Campanin de Petchen* et le *Piz Lukmanier* (2778); on y parvient par l'alpe de *Laretsch* (1910).

La composition géologique de la région du Lukmanier est bien plus variée que celle de la basse vallée. Les énormes formations calcaires et d'ardoises qui s'appuyent d'un côté au massif de l'Adula et de l'autre à celui du Gothard, la traversent d'un bout à l'autre, et leurs couches superposées présentent çà et là une épaisseur de plusieures centaines de mètres. Le Scopì a des beaux cristaux de quarz et de l'apatite; Camperio a une source ferrugineuse; Cadlim, des orthoses, etc.

Sous le rapport botanique, le Lukmanier, le Pass-Columbe et Piora sont assez riches. Mais c'est la vallée de Dötra, avec ses dépendances de la Töira, de la Costa et de Pianca Bella, qui excelle. Cette région fait le bonheur du botaniste. Nous regret-

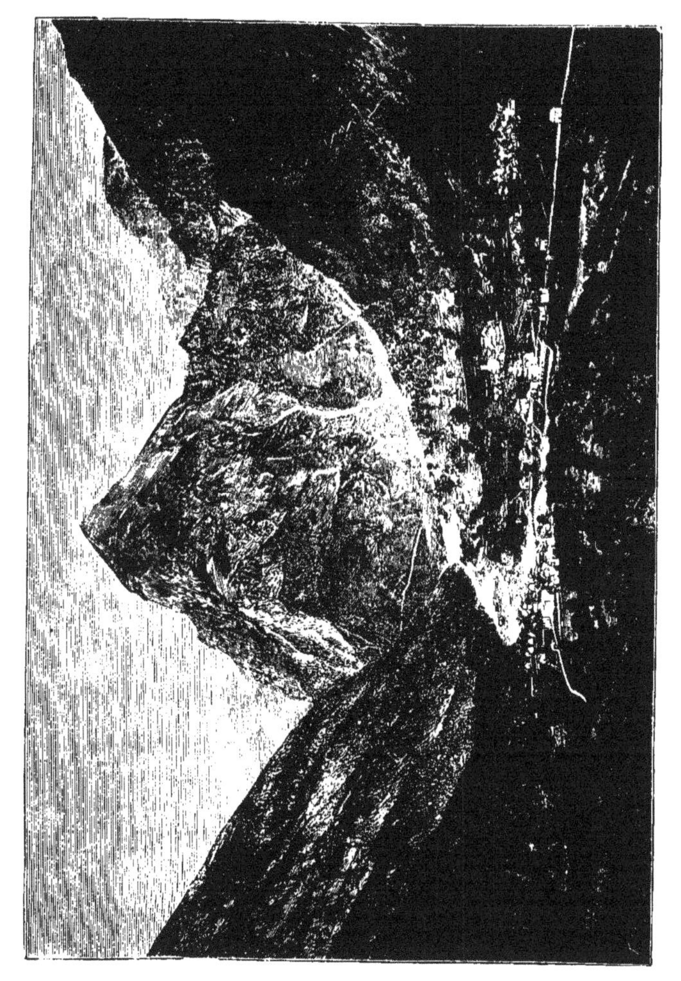

OLIVONE AU PIED DU LUKMANIER.

tons fort que l'étude analytique de notre herbier ne soit pas encore
complète, pour donner la liste des plantes les plus marquantes.
Nous y avons trouvé nombre d'espèces rares, et même des
espèces nouvelles; nous l'avons chéri, c'est vrai, cet endroit
de paix et de bonheur; mais il reste encore beaucoup à faire,
et quand donc un botaniste pourra-t-il dire d'en avoir fouillé
tous les recoins? Les amateurs peuvent compter sur une magnifique récolte s'ils arrivent dans la saison favorable, car, à cause
de son climat exceptionnel et admirable, la région de Dötra se
couvre de fleurs un mois plus tôt que n'importe quelle localité
placée à la même altitude.

VI.

De Olivone par Val Luzone à la Greina
Retour par le Pass-Crap.

Quoique moins attrayante que les précédentes, cette excursion
mérite cependant l'attention du touriste et plus spécialement du
naturaliste. De Olivone par Ghirone (1219) à l'alpe de *Sasso*
(1482, excellent quartier pour les explorateures), en 4 heures.
Du Sasso, par les gorges de *Bunaira* à l'alpe *Refugio* (1690)
en 1 heure. De là, à travers les paturages de *Traké*, à l'alpe
de *Muttarasch* (2200), où l'on couche, en 2 heures. Muttarasch
est le meilleur centre d'excursion pour la région de la *Greina*,
la plus sauvage des Alpes rétiennes, mais très-imposante. De
l'alpe, par la plaine ondulée et tourbeuse de la Greina et par

le sauvage *Pass-Crap* (2360), on descend en Val Camadra et on gagne le soir le village de Ghirone.

Ce parcours est particuliérement intéressant à cause des nombreuses excursions sécondaires auxquelles il peut donner lieu et qu'on peut faire en une journée. Notons les principales. Du Sasso: par le col de *Furcadona* (2050) dans la Val Carassina ou à Olivone; par la vallée de *Scaradra* et le col de *Sureda* (2770) dans la vallée de la Lenta; par l'alpe de *Garzura* (1892) et le *Pass-Scherboden* (2924) dans le *Lunganezza* (Lungnez) et par le col des *Caschuns* (2797, plus au S.) et Val Nova, à Vals; excursions difficiles; enfin par les vallées de *Cavallasca* et de *Schifdeid* aux pics *Marum* (2788) et *Koroi* (2782).

De Muttarasch: par le *Pass-Vinesia* (ou *Vanescha*, 2749), entre les pics *Güda* (2844) et *Terri* (ou *Cima de Vinesia*, 3151), dans le Lunganezza; par le col de *Blengias* (2648) au village de *Vanescha* (1790); par celui de *Sarot* ou de *Diesrut* (2424) encore dans le Lunganezza: enfin, par les *Cettas de Surata* (2240) et le chemin de la *Fronscha,* en Val Sumvitg.

La formation géologique de la région de Luzone et de la Greina est la plus variée et la plus intéressante. Aussi, le minéralogiste ne perdra pas son temps en explorant ces montagnes. Les monts entre Schifdeid, Cavallasca et la Greina, et les cimes escarpées de *Cavadrötz,* nous montrent l'ardoise, les calcaires, l'adulaire, la dolomie, l'orthose, le talc, le mica, les radiolithes, un grand nombre de cristaux de quarz hialin, le quarz lenticulaire, les minéraux de fer sulfurés, une grande variété de roches, etc.

On y rencontre aussi, quoique plus rarement, l'agate, la pierre ponce, la tourmaline, les staurolithes, le soufre, des sulfates diverses, l'hématite rouge, le fer spathique, ainsi que le carbonate de manganèse, le sulfure d'antimoine et des traces d'or, d'argent, d'arsénic, etc.

Parmi les points les plus importants sous le rapport botanique, nous devons signaler avant tout l'arête de *Lungadera*, entre Muttarasch et Schifdeid, ainsi que les prairies très hâtives de Refugio et de Traké, Furcadona, Cavadrötz, etc. Notons en passant la *Catolechia Wahlenbergii*, et bon nombre d'autres lichens, des *Agaricus* rares, le *Bothrychium Lunaria*, trois magnifiques variétés de *edelweis, Viola pinnata, Artemisia glacialis,* et *compacta, Chamaeorchis alpina, Pedicularis asplenifolia, Phyteuma globulariaefolium, Carduus carlinaefolius, Senecio cordatus et abrotanifolius, Anemone narcissiflora, Ranunculus rutaefolius, Draba aizoides, Hutchinsia alpina, Viola alpina et calcarata, Senecio incanus, Eritrichium Terglouense, Pedicularis verticillata, Streptopus amplexifolius, Androsace helvetica et imbricata, Helianthemum serpyllifolium et alpestre, Ranunculus glacialis, pyrenaeus, parnassifolius, aconitifolius,* etc., *Gentiana bavarica, nivalis, tenella, asclepiadea, kochiana, utricolosa, punctata,* etc., *Potentilla frigida, Veronica fruticolosa, Alchemilla pentaphyllea, Saussurea discolor, Sedum rubens, Scabiosa lucida, Euphrasia Salisburgensis, Allium victoriale, Lonicera coerulea, Saxifraga controversa,* etc.

VII.

Du Lukmanier à l'Acquarossa
par le Passo della Baretta.

De Santa Maria suivre la route du Lukmanier jusqu'à Segno et de là au *Passo della Baretta* (2260). Le chemin commence à l'alpe de *Brönik* (1750) et passe en amont des alpes de *Rialb* (1810) et *Ridegra* (1740). On peut aussi remonter directement de Campra à Ridegra. Du dit col, on peut aisément faire l'ascension du *Piz Molare* ou *Laveggia* (2583); vue sur les Alpes et

sur les vallées de Blénio et Léventine; bonne excursion botanique.

Du Molare on descend au col de *Nara* (2129) et de là à
l'Acquarossa par les monts de *Promesgial* (1560), *Pedsas* (1547)
et de Prugiasco, à travers les plus fertiles prairies alpines.
C'est, somme toute, une belle escursion sans difficulté et à la
portée de tout le monde. Depuis le col de Nara, on peut suivre
la crête des montagnes jusqu'au pic de *Strecuol* (2176) et de
là, par les monts de *Cavou* (1556) et d'*Anavon* (784) descendre
à Semione.

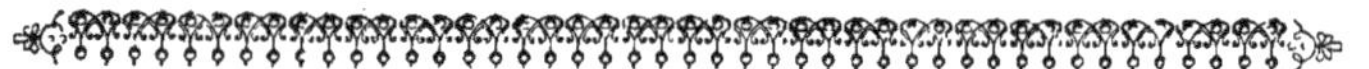

PRODUCTIONS NATURELLES ET CLIMAT

I.

Le regne animal.

Nous avons déjà parlé des minéraux et des végétaux indigènes. Disons maintenant quelque chose des animaux. Le règne animal ne compte pas un nombre excessivement fort de représentants, ce qui est sous certains rapports un avantage; toutefois, la vallée de Blénio est mieux partagée que ses voisines, et compte encore des chasses assez riches et variées ([1]).

L'ours, le loup et le lynx ne se montrent plus depuis longtemps; le chat sauvage et la lontre sont devenus rares. Le renard, le

([1]) La chasse est libre aux étrangers comme aux nationaux du 1.ᵉʳ Septembre à la mi-décembre, moyennant une rétribution minime. Nulle part les armes et les munitions sont si bon marché qu'en Suisse.

blaireau, le putois, la fouine, le martre, et l'hermine sont au contraire fort nombreux et font l'objet d'une chasse active. Il en est de même des écureuils, du lièvre et des marmottes, habitant respectivement les forêts, la plaine et les montagnes.

Le bouquetin ne compte malheureusement plus dans notre faune. Mais en revanche les chamois sont très-nombreux. Il n'est pas rare d'en voir des troupeaux de vingt et même de quarante ensemble. La région de l'*Adula*, du Siman à la Greina est particulièrement riche. On en connaît deux espèces; l'une vivant par groupes dans la région supérieure et déboisée des cimes et des glaciers; l'autre, toujours solitaire et ne sortant jamais des hautes forêts. Les chamois se croisent souvent avec les chèvres domestiques, donnant vie à un animal intermédiaire par sa forme et souvent par ses habitudes.

La classe des oiseaux est bien représentée. Notons beaucoup de passeraux, le bec-croisé, le bouvreuil, le serin, le pinson, le chardonneret, les moineaux, l'alouette, l'étourneau, le corbeau, la corneille, la pie, le geai, etc. Parmi les rapaces, le gerfaut, le faucon, la crécerelle, l'aigle impérial, l'aigle fauve, la buse, le gypaëte barbu *(lammergeier)*, le vautour cendré, la chevêche, le grand duc, le hibou, le chat-huant et l'effraye. Parmi les chanteurs, la pie-grièche du Sud, le rossignol, le rouge-queue, le rouge-gorge, les grives, les merles, les fauvettes, la hoche-queue, la bergeronnette, le roitelet, les mésanges, etc. Les investigateurs comptent le grimpereau, les pics, etc. Les lévi-rostres, le coucou, le guêpier, etc. Les pulvérateurs, le tétras, le lyrure des bouleaux, le lagopède blanc, le lagopède des Alpes, la perdrix, la starne, le francolin, la caille, le faisan, etc. Les échassiers, la bécasse. Les nageurs, le canard sauvage. Les plongeurs, le grèbe.

II.

Le climat.

Comparé à celui de tout le reste de la Suisse, le climat de la vallée de Blénio est des plus heureux; c'est ce que lui a valu le nom populaire de *Vallée du Soleil*. L'atmosphère pure, la lumière vive, l'air sec, un hiver très-doux et une été fraîche, voilà en effet les points caractéristiques.

Voici pour la température moyenne, les résultats généraux obtenus à l'observatoire de Lottigna pendant les années 1874 à 1883 (moy. de 7 h., 1 h. et 9 h., degrés centigrades):

Janvier	. . . 2. 29	Juillet	. . . 19. 10
Février	. . . 4. 03	Août	. . . 19. 10
Mars	. . . . 6. 12	Septembre	. . 14. 75
Avril	. . . . 9. 08	Octobre	. . . 10. 06
Mai	. . . . 13. 47	Novembre	. . 5. 07
Juin	. . . . 16. 83	Décembre	. . 2. 21

La moyenne annuelle est donc de 10, 17, température supérieure à celle de toutes les localités de la Suisse de l'autre côté des Alpes. L'observatoire de Lottigna est à 660 m. d'altitude; Acquarossa n'est qu'à 530; or, une différence de 130 m. correspondant à une différence thermique de 0, 61 degrés, il s'en suit que la moyenne annuelle de l'Acquarossa est en réalité de 10, 78.

Si la moyenne générale est intéressante, la distribution sur les différents mois et le cours des saisons l'est davantage. Le tableau précédent nous montre que, comparativement aux autres pays, la température est plus élevée en hiver et plus modérée en été. Ce fait n'est pas seulement vrai si on compare le climat de l'Acquarossa avec celui des localités à la même auteur; mais aussi si on fait entrer dans la comparaison les localités mêmes du Tessin méridional, dont le climat est cependant célèbre pour sa douceur. Prenons, par exemple, Lugano, qui n'est qu'à 272 mètres, et où l'été est bien plus chaud; voici les moyennes obtenues pendant le terrible hiver 1879-80:

	Lugano	Lottigna	Diff. en faveur de Lottigna
Décembre 1879 . . .	— 2.22	— 1.48	0.74
Janvier 1880 . . .	— 0.84	+ 0.30	1.14
Février 1880 . . .	+ 3.48	+ 3.73	0.25
Moy. de l'hiver . . .	+ 0.14	+ 0.85	0.71

Ce fait est général pour tout le versant méridional des Alpes; le climat de la zone moyennement élevée a un grand avantage sur celui de la plaine; si ce dernier est plus favorable à l'agriculture, le premier vaut infiniment mieux pour la santé et pour la vie. Pendant l'été, la chaleur est rendue agréable par l'altitude et par une aération continuelle; durant l'hiver, tandis que le givre et le verglas persistent sur la plaine, couverts par les brouillards, et que le froid persistant et humide pénétre dans les os, le soleil darde de toute sa force sur les régions plus élevées des vallées alpines, où le brouillard hivernal est inconnu, où l'atmosphère a la pureté du cristal. Plus chaud en hiver, plus frais en été: c'est l'idéal.

Le petit givre lui-même est rare, le plus souvent à peine visible, et disparaît toujours au lever du soleil. On voit très-souvent durant l'automne et le printemps le givre couvrir la plaine jusqu'à 300 ou 400 mètres, et laisser place à la rosée entre 400 et 800 mètres. Il en est de même des gelées tardives.

Là ne finissent pas tous les avantages. Non seulement la température moyenne de l'hiver est élevée; mais encore, les autres localités qui ont la même moyenne, présentent généralement des minimums bien plus marqués. Voici les minimums observés à Lottigna :

En 1874	— 8.5	En 1878	— 11.6	En	1882	— 5.6
» 1875	— 8.1	» 1879	— 13.3	»	1883	— 8.1 (Janvier)
» 1876	— 7.5	» 1880	— 11.0	Hiver 1883-84		— 4.6
» 1877	— 6.5	» 1881	— 8.6			

Observons que la période 1878-80 a été une des plus froides du siècle, ensomme une rare exception. On n'oubliera pas que Nice a vu son thermomètre descendre à environ — 10°, qu'à Montpellier même un minimum de — 17° fit jadis succomber nombre de plantes indigènes, et que l'Italie méridionale elle aussi vit le thermomètre descendre à — 8° et — 10°.

Observons aussi que les minimums de l'hiver 1879-80 publiés pour beaucoup d'autres localités du Canton, sauf pour Lugano, n'ont aucune valeur. Une enquête rigoureuse a démontré qu'ils doivent être fixés de cette manière :

Locarno (200 m.). .	— 10.5	Rivaccia (près Lottigna, 650 m.)	— 12.3
Gordola (220 m.) .	— 11.9	Lottigna (660 m.)	— 13.3
Lugano (275 m.) . .	— 12.1	S. Vittore (250 m.)	— 13.4
Bellinzona (222) . .	— 12.5	Biasca (298 m.)	— 13.5

Ces chiffres ont leur importance, mais ils ne disent rien sur la persistance des gelées. Car, tandis que dans maintes localités plus en aval les brouillards maintenaient cette température exceptionnelle pendant des semaines. le jour comme la nuit, les choses se passaient bien autrement à Lottigna et à l'Acquarossa ; avant midi un soleil splendide avait déjà effacé toute trace de la nuit. Analysons les minimums plus forts ; la dernière colonne nous montre la température maxima notée sur un thermomètre monté sur bois et exposé aux rayons du soleil :

1878, 12 Janvier,	minimum observé le matin	— 11.6,	maximum au soleil	27.0
» 13 »	»	»	— 10.1	»	»	34.0
1879, 8 Décembre	»	»	— 11.1	»	»	37.0
» 9 »	»	»	— 12.0	»	»	35.5

		minimum	observé le matin	—	13.3,	maximum	au soleil	37.4
»	10 Décembre	»	»	—	6.1	»	»	41.8
1880,	16 Janvier	»	»	—	9.7	»	»	26.3
»	20 »	»	»	—	11.0	»	»	31.0
»	21 »	»	»	—.	7.5	»	»	43.3
»	26 »	»	»	—	7.7	»	»	31.9
1881,	17 »	»	»	—	8.6	»	»	36.1
»	24 »	»	»	—	6.1	»	»	35.0
»	26 Décembre	»	»	—	5.6	»	»	39.8
1882,	2 Février,							

Ce tableau, portant sur les jours les plus froids observés en dix ans, nous dispense de tout commentaire. Ou bien la température ne descend pas au-dessous du zéro; ou, si elle descend, le jour après un soleil splendide la fait oublier. Il est positif que ces deux phénomènes sont étroitement liés. Ces faits expliquent comment le froid n'exerce pas chez nous une grande action sur les végétaux, et comment en Décembre 1879 les vignobles furent dévastés près de Bellinzona, plus respectés à Biasca et presque absolument indemnes à Lottigna.

Si on ajoute que la neige ne tombe que rarement, que les montagnes elles mêmes en sont souvent dépourvues jusqu'à une certaine hauteur et qu'il y a toujours des plantes en floraison, on en tirera la conséquence que positivement Acquarossa est merveilleusement bien placé pour une cure dans n'importe quelle saison.

Nous avons dit qu'il y a toujours des plantes en fleurs pendant l'hiver. Nous en avons dressé plusieures fois la liste; voici quelques détails:

Date		Nombre des espéces indigénes en floraison
1877	15 Janvier	12
»	26 Décembre	49
1878	31 Janvier	17
»	28 Février	37
1879	31 Janvier	5
»	1ᵉʳ Décembre	2
1880	1ᵉʳ Janvier	3
»	1ᵉʳ Décembre	119
1881	1ᵉʳ Janvier	105
1882	1ᵉʳ »	24

Ajoutons un autre fait très-marquant. D'après le recensement fédéral de 1880, sur les 280 districts de la Suisse, le district de Blénio tient la 5.ᵐᵉ place pour la longévité; quatre seulement offrent une longévité plus élevée. C'est la conséquence naturelle de ce que nous avons exposé plus haut.

III.

Cultures.

La douceur des hivers permet la culture de nombreuses plantes des pays chauds. Parmi celles que l'expérience a démontré pouvoir supporter le climat en pleine terre, nous noterons les suivantes: les palmiers *Chamaerops excelsa et humilis*, les *Eucalyptus regnans, Jellow-Gum, coriacea, pendulosa, coccifera, urnigera* et autres, l'*Evonymus japonicus*, le *Ligustrum japonicum*, la citronnelle *(Lippia citriodora)*, le grénadier, l'aloès *(Agave americana)*, le figuier de Barbarie (Opuntia Ficus-Indica), les bambous, différentes *Jucca*, les camélias, les magnolias, le romarin, le *Laurus nobilis*, le laurier-cerise, le figuier, la *Benthamia fragifera*, l'arbousier, les *Acacia dealbata* et *julibrizin*, l'azédarach, le poivrier de Provence *(Schinus molle)*, l'amandier, le pêcher, le micocoulier de Virginie, le pacanier *(Carya olivaeformis)*, le néflier du Japon, les rhododendrons, les azalées, les *kalmia*, l'olivier, l'*Arundo donax*, les *Lonicera* du Sud, le jasmin, l'*Hydrangea Hortensia*, le *Rhamnus alaternus*, l'*Olea Fragrans*, le *Prunus lusitanica*, les *Daphne*, les *Araucaria*, le pin d'Italie, les *Ilex*, et un grand nombre d'autres espèces.

Un certain nombre fleurissent même pendant l'hiver, comme la *Lonicera coccinea*, le *Calycanthus*, le *Jasminum fruticans*, la *Dirca*, la *Forshitia viridis* et autres.

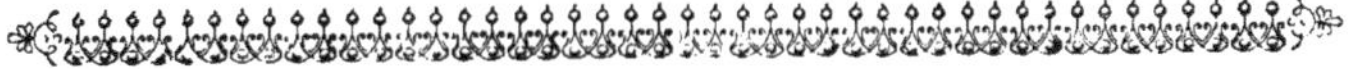

LES SOURCES

I°

ANALYSE

communiquée en abrégé et lue par M.ʳ le Prof.ʳ W. Körner

AU R. ISTITUTO LOMBARDO DI SCIENZE E LETTERE
DANS SA SÉANCE DU 3 AVRIL 1884

PRÉFACE

La connaissance des propriétés bienfaisantes des sources de l'Acquarossa ne date pas d'hier. Depuis une époque fort éloignée, les médecins et les habitants de la vallée de Blénio en font usage dans la cure interne de différentes maladies, avec les meilleurs résultats, et obtenant un effet non moins prompt et sûr, ils en appliquent extérieurement les boues dans la cure des maladies de la peau, des plaies rebelles, etc.

Déjà au siècle passé on y construisait un petit établissement de bains déstiné à recueillir les malades que la renommée des sources appelait des pays voisins. Mais, faute d'une initiative puissante, les choses en restèrent là. Les chemins de communication rapide faisaient encore défaut dans tout le Canton, et, ce qu'était bien plus grave encore, on ne pouvait se baser sur aucune analyse ni même sur aucun essai chimique. Il s'en suivait que la composition chimique de l'eau n'était connue qu'en petite partie et d'une manière incertaine, et que conséquemment l'application thérapeutique devait en être très-bornée.

Dans la première moitié de ce siècle un premier essai chimique fut opéré par le R. P. Ferrario. Mais, comme il s'agissait d'un simple essai et non pas d'une analyse, et d'autant plus que la science n'avait pas fait alors les progrès qu'elle réalisa depuis, les résultats, quoique déjà satisfaisants, ne furent cependant ni assez complets ni assez exacts pour constituer une base bien solide.

Toutefois c'était déjà un pas en avant, et dans cette même période, le D.ʳ Gianella, médecin de la localité, fixa d'une manière plus positive différentes applications, et en augmenta le nombre.

Enfin, en Juillet 1882, M.ʳ Domenico Andreazzi, Commissaire du Gouvernement et promoteur des études scientifiques des sources, m'invita à visiter ces dernières et à les soumettre à un premier essai chimique. Les résultats de ces recherches ayant complétement justifié l'usage empirique qu'on avait fait jusque là des eaux, le même Commissaire du Gouvernement me chargea de faire une étude analytique complète et d'en publier une relation détaillée devant servir de guide aux applications thérapeutiques et aux travaux du comité promoteur.

La source que j'ai choisie est celle plus spécialement appelée *Acquarossa* (eau rouge), la plus abondante, la plus anciennement connue, la plus employée encore de nos jours, et aussi celle qui, aux premiers essais, se montra un peu plus riche que les autres, sans doute par le fait qu'elle est mieux isolée et plus défendue contre les infiltrations d'eau commune (¹).

---

(1) Une se montre sur la grande route, devant la maison Gianella construite à la fin du siècle dernier pour servir d'établissement pour les bains et les boues.

Essai à la source.

L'essai qualitatif fait à la source a amené à la constatation des caractères suivants:

a) Limpide, même pendant des pluies abondantes et continuelles.

b) Incolore, même en grande masse.

c) Le goût astringent, très-marqué, semblable à celui de l'encre, caractéristique de toutes les eaux ferrugineuses, qui se change bientôt en un goût salin-alcalin, point désagreable, de manière qu'on s'y habitue très-facilement.

d) Réaction double au papier de tournesol. Elle rougit faiblement le papier bleu, et donne une faible coloration bleue au papier rougi. Cette réaction amphigène est due à la présence de l'acide carbonique libre ou sous forme de bicarbonate.

e) Les deux papier de tournesol plongés dans l'eau jusqu'à coloration égale, et exposés en suite à l'air, deviennent également bleus après quelques instants, ce qui prouve la présence d'un sel alcalin.

f) Si on fait bouillir l'eau dans une capsule de platine jusqu'à élimination totale de l'acide carbonique libre et sémi-combiné, elle manifeste une réaction alcaline énergique et fixe, et, comme elle ne contient pas de carbonates alcalins, la réaction doit être attribuée aux silicates alcalins.

g) L'eau de chaux très-limpide, ajoutée avec précaution, y produit d'emblée un précipité blanc-lacté, très-abondant, qui disparaît aussitôt et qui ne devient persistant que par un excès d'eau de chaux, ce qui accuse la présence de l'acide carbonique libre.

h) Par l'action de la chaleur elle développe une quantité de petites bulles gazeuses; en même temps elle se trouble beaucoup, en formant des flocons rougeàtres. Cette altération prouve la présence du bicarbonate ferreux et des alcalins terreux.

i) Conservée dans un vase découvert, à l'abri de la poussière atmosphérique, elle développe de petites bulles d'acide carbonique et se couvre peu à peu d'une pellicule mince et iridéscente; puis elle se trouble et laisse précipiter peu à peu l'oxyde de fer et les carbonates qui se sont séparés par l'action de l'air.

j) La solution de tannin y produit tout-de-suite une forte coloration rouge-violette qui en quelques minutes devient trouble comme la lie de vin à cause de la précipitation des sels de chaux. Cette réaction sensible et caractéristique prouve que cette eau contient un sel ferreux dans une certaine quantité.

k) La solution d'acide gallique ne donne pas de précipité, mais seulement une coloration violette, qui en peu de temps se fait plus foncée jusqu'à devenir noire. Ce réactif prouve aussi la présence d'un sel ferreux.

l) Le ferrocyanure potassique y produit d'abord une teinture verdàtre, qui au contact de l'air devient bleu-foncée et laisse voir la formation d'un précipité de bleu de Berlin.

m) Le sulfo-cyanure potassique en solution chlorhydrique et incolore ne manifeste aucune coloration avec l'eau qui jaillit de la source, mais dans l'eau exposée à l'air pour oxyder le fer et loin des poussières atmosphériques il produit une coloration rougeàtre assez marquée.

n) Une solution de permanganate de potassium est réduite instantanément et à froid par l'eau minérale. Le phénomène se produit d'une manière très-remarquable si on rend acide l'eau par quelques gouttes d'acide sulfurique pur. Par cette réaction on constate et on détermine le carbonate ferreux, (voir l'analyse quantitative).

o) Le sulfhydrate d'ammoniaque, donne d'abord une faible lactéscence; puis l'eau prend une coloration verdàtre qui devient noire après quelque temps, de manière que le jour après on peut en séparer le sulfure de fer déposé.

p) Une solution de nitrate d'argent versée dans l'eau

préalablement acidulée par l'acide nitrique pur, y produit une
faible lactéscence qui disparaît rapidement par l'ammoniaque.
ce qui est un indice que l'eau ne contient des chlorures qu'à
très-petite dose.

q) Le chlorure de baryum versé dans l'eau minérale acidulée par l'acide chlorhydrique, forme un précipité abondant,
blanc, lourd, insoluble dans les acides dilués, qui indique la
présence de sulfates solubles.

r) L'alcool concentré produit une couleur d'opale due au
sulfate de chaux qui précipite.

s) La teinture alcoolique de campêche devient rapidement
bleu-foncée à cause des carbonates de chaux et de magnésie.

Température.

La température est presque constante malgré la variation
des saisons et quelquefois aussi malgré des pluies abondantes
et continuelles au printemps. Elle est d'environ 25° Celsius.
Elle a été prise à différéntes époques à l'aide d'un thermomètre
de précision de la station météorologique de Lottigna.

Époque :		heure :	Temp. de la source :	Temp. extérieur :
9 Juillet	1882	2 h. s.	25,° 1	26,° 7
13 Juillet	1882	7 h. m.	24,° 9	16,° 2
6 Février	1883	8 h. m.	23,° 8	–1,° 6
28 Juillet	1883	3 h. s.	25,° 1	26,° 4
29 Juillet	1883	9 h. m.	24,° 9	17,° 3
6 Janvier	1884	9 h. m.	23,° 9	0,° 7

Les autres sources minérales qui se trouvent dans les environs donnent toutes les mêmes caractères et les essais chimiques
donnent des réactions semblables à celle que j'ai examinée sous
le rapport de leur qualité. Elles ne sont pas cependant parfai-

tement identiques, dans la composition, mais cela dépend uniquement des infiltrations d'eau commune, car on n'a qu'à isoler ces eaux minérales pour constater qu'elles diffèrent bien peu de celles de la source ancienne et principale qui est l'objet de cette étude.

Bref, je dirai que ces sources sont au nombre de trois, dont une que nous appelons la *Romita,* parce qu'elle jaillit solitaire au fond d'un petit et gracieux bassin aux pieds du Siman, a une température d'environ 19° cent.; l'autre qui s'appelle *Scerina* (pr. chérina), nom de la localité, a une température égale à celle de la source que nous avons examinée, dont elle est peut-être une ramification (1); la troisième sort du pied d'un rocher, le *Satro,* dans un fond rendu marécageux par la source même (2).

	Température	Quantité d'eau que la source donne à l'heure
Acquarossa (source analysée)	25,°	2600 litres
Romita	19,°	540 »
Scerina	24,° 5	420 »
Satro	25,° 5	plusieurs sources très-abondantes sous forme de surgeons, non mésurées.

Résultats de l'analyse.

Attendu le but de cette rélation je crois inutile de donner des détails ultérieurs sur la nature et diffusion des sources. J'ajoute seulement que ces eaux contiennent, outre les éléments

(1) Cette source se trouve dans une localité où serait on ne peut mieux placé un établissement hydrothérapique: situation très-commode, vue magnifique. Voir le croquis sur la couverture.

(2) Par quelques faciles travaux on rendrait cette source la plus abondante, et on y pourrait recueillir du limon médicamenteux en quantité illimitable.

ferrugineux, des composés d'arsénic, de lithine, de manganèse et d'acide borique en quantité suffisante pour leur justifier la dénomination d'*eaux minérales, thermales, ferrugineuses, arsénicales, avec lithine.*

Cette relation chimique sert à établir la nature ainsi que la composition des eaux minérales en question.

Je crois inutile de donner ici une déscription circonstanciée des méthodes analytiques que j'ai suivies; je me suis tenu aux procédés généraux de Fresenius (¹): sauf que pour quelques recherches spéciales, j'ai introduit les modifications indiquées par la nature des choses et par les derniers auteurs qui se sont occupés de ce genre d'études.

J'ai fait les recherches preliminaires à la source en Août 1882, et je les ai renouvelées sur le lieu même en Juillet 1883 avec le concours de mon collègue le prof. Ermenegildo Zenoni et de mes élèves les docteurs Edoardo Bonardi, Ferruccio Truffi, Cesare Belloni et Arturo Castoldi, qui m'ont aidé à vérifier les réaction spéciales de cette eau, l'analyse des gaz, les recherches microscopiques etc., et auxquels je fais ici mes remercîments.

L'eau a été recueillie chaque fois par moi même à la source, en vases de verre de ce laboratoire préparés expressément, et l'analyse quantitative pour la détermination du fer, du silicium, de la chaux et de la magnésie a été faite sur de l'eau filtrée à la source. L'évaporation a été faite avec toutes les précautions dans des capsules de platine, d'argent, de porcelaine ou de fer selon les circonstances, et les réactifs préparés purs. Enfin les déterminations quantitatives ont toujours été répétées et la nature chimique controlée.

La matière ocracée suspendue a été trouvée de gr. 0,0065 sur 10000 d'eau.

Le poids spécifique est de 1,00255 (²).

Voici les résultats directs que j'ai obtenus sur 10000 parties d'eau minérale.

(1) *Fresenius* — Traité d'analyse chimique quantitative traduit par Forthomme. Paris, 1879.

(2) Determiné avec la métode du *flacon.*

Ier TABLEAU.

Chlore . . . . .Gr. 0,0514
Anhydride sulfurique . . . . » 10,8546
Acide silicique . . . . » 0,3518
Anhydride borique . . . . » 0,0162
    »   arsénique . . . . » **0,0014** (¹)
    »   carbonique, total . . . . » 8,0124
    »   »   dans la partie insoluble . » 2,0533
    »   »   libre au sémicombiné . . » 5,8976
Acide nitreux et nitrique . . . . » traces
Allumine . . . . » 0,0485
Acide phosphorique . . . . » traces
Oxyde de magnesium . . . . » 1,7100
    »   de calcium . . . . » 7,3106
Strontiane (reconnu à l'aide du spettroscope). . » traces
Oxyde ferrique . . . . » 0,1561 (²)
    »   de potass. (de 1,175 de chloroplatinate) . » 0,2261
    »   de sodium (de 0,7273 de chlorure) . . . » 0,3860
    »   de lithium (de 0,0312 de phosphate) . . » **0,0121** (³)
    »   de manganèse . . . . » **0,0087**
Ammoniaque . . . . » traces
Oxygène . . . . » 0,0233
Azote . . . . » 0,1418
Résidu fixe total, desséché à 170° . . . . . » 24,1231

Quantité remarquable de substances organiques de nature chimique non caractérisable.

(1) Moyenne de 4 détermination concordantes, pour chacune desquelles on a employé jusqu'à 74 kilogrammes d'eau.

(2) Sous forme de bicarbonate ferreux dans l'eau.

(3) Recherche faite sur le résidu et le liquide de concentration de 128 kilog. d'eau, dont on a pris une partie équivalente pour chaque détermination.

IIme TABLEAU.

Les résultats exposés dans le premier tableau peuvent se grouper (1) comme suit.

10,000 grammes d'eau contiennent:

Carbonate ferreux	.Gr.	0,2515
» de manganèse	»	**0,0140**
» de calcium	»	4,5811
Arséniate de calcium	»	**0,0024**
Borate de magnesium	»	0,0270
Sulfate de calcium	»	11,5172
» de potassium	»	0,4179
» de sodium	»	0,8840
» de magnesium	»	5,0805
Chlorure de lithium	»	**0,0467**
» de magnesium	»	0,0165
Allumine	»	0,0485
Acide silicique	»	0,3518
» carbonique, dit sémicombiné	»	2,1148
» » libre	»	3,7828
Azote	»	0,1418
Oxygène	»	0,0233
Ammoniaque	»	traces
Acide nitrique	»	traces
» phosphorique	»	traces
Strontiane	»	présence

Si aux résultats directement obtenus par le calcul, on veut ajouter la quantité d'acide carbonique nécessaire pour maintenir en dissolution les carbonates, on peut alors représenter la composition de l'eau comme suit:

(1) Pour calculer l'analyse on a suivi la méthode de Bunsen (Instruction für die Untersuchung der Badischen Mineralwasser), dans la Zeitschrift für Analytisches Chemie de Fresenius, Vol. X. 1871.

IIIme TABLEAU.

10,000 grammes d'eau contiennent :

Bicarbonate ferreux	.Gr.	0,3469
» de manganèse	»	**0,0193**
» de calcium	»	6,5967
Arséniate de calcium	»	**0,0024**
Borate de magnesium	»	0,0254
Sulfate de calcium	»	11,5172
» de potassium	»	0,4179
» de sodium	»	0,8840
» de magnesium	»	5,0805
Chlorure de lithium	»	**0,0467**
» de magnesium	»	0,0165
Allumine	»	0,0485
Acide silicique	»	0,3518
» carbonique libre	»	3,7828
Azote	»	0,1418
Oxygène	»	0,0233
Acide nitrique et ammoniaque	»	traces
» phosphorique	»	traces
Strontiane	»	présence

Total des substances en dissolution, en 10,000 grammes d'eau . . . . .Gr. 29,3017

Si on rapproche les résultats de mon analyse avec ceux obtenus sur la même eau par le R. Père O. Ferrario on trouve que les sources sont devenues meilleures quant à leur nature et à la proportion des principes minéralisateurs qu'elles contiennent, et possèdent maintenant des qualités médicales nouvelles et précieuses. Les différences qu'on y trouve sont toutes avantageuses. On y rencontre tous les éléments qu'on a constatés en 1842, plus une proportion considérable d'arsénic, de lithine, de manganèse, d'acide borique et de potasse.

Voici l'analyse faite en 1842 par le R. Père Ottavio Ferrario (1).

Un kilogramme d'eau contient :

Acide carbonique libre . . . . . .Gr.	0,260 (2)
Carbonate de chaux . . . . . »	0,265
» de protoxyde de fer . . »	0:325
Chlorure de magnésie . . . . . »	0,110
» de chaux . . . . . . »	0,190
» de sodium . . . . . . »	0,240
Sulfate d'allumine . . . . . . »	0,840
» de protoxyde de fer . . . »	0,235
» de magnésie. . . . . . »	0,275
» de soude . . . . »	0,095
» de chaux . . . . »	0,105
Matières d'origine organique . . »	0,060
Acide silicique . . . . »	0.050

Gr. 3.050

Température de la source 26°,25. la température de l'admosphère étant de 20°. — Son poids spécifique à la température de 4°,5 est 1,0125.

Selon ces résultats, les sources d'Acquarossa seraient devenues plus pauvres de composés ferreux, d'allumine et de soude; mais il faut remarquer qu'en général les analyses du Père Ferrario sont peu exactes, et très-probablement les quantités énormes de fer et d'allumine qu'il à trouvés (à peu près 10 fois plus qu'il y en a en réalité rien que pour le carbonate ferreux et 60 fois pour l'allumine) sont dues à une recherche imparfaite.

Au contraire les résultats obtenus par M.r le prof. Schwar-

(1) Lurati — Sulle acque minerali ticinesi. pag. 15.

Lurati — Le fonti minerali della Svizzera Italiana, pag. 173.

Luigi Gianella — Cenni sopra l'acqua termale di Scerina, della Acquarossa. in Val di Blenio, dissertazione inaugurale — Pavia, 1837.

(2) A la source le gas acide carbonique doit être en quantité majeure. car cette analyse a été faite a Milan.

zenbach de l'Université de Berne se rapprochent beaucoup aux miens. Sur 1000 parties d'eau minérale d'Acquarossa, il a trouvé, entre autre :

Bicarbonate ferreux . Gr.	0,038
Anhydrite sulfurique . »	1,071
Oxyde de calcium . »	0,717
» de magnesium »	0,158
Matières organiques . »	0,075 (1).

Afin de mieux juger les sources d'Acquarossa il est bon d'en faire la comparaison avec d'autres semblables. Je borne les rapprochements de celle-ci avec celle du St. Bernardin, la plus voisine, que jouit d'une réputation séculaire. On peut observer dans le tableau suivant le différences et les analogies qu'on y trouve :

	St. Bernardin (2)	Acquarossa
Carbonate ferreux	Gr. 0,0254	Gr. 0,02515
» de manganèse . .	» — —	» 0,00140
» de calcium . . .	» 0,5355	» 0,45811
» de strontiane . .	» 0,0090	» traces
Sulfate de calcium	» 1,2649	» 1,15172
» de potassium . . .	» 0,0140	» 0,04179
» de sodium.	» 0,682	» 0,08840
» de magnesium . . .	» 0.3064	» 0,50805
Chlorure de lithium	» — —	» 0,00467
» de magnesium . .	» — —	» 0,00165
Borate de magnesium . . .	» — —	» 0,00254
Arséniate de calcium . . .	» — —	» 0,00024
Phosphate d'allumine . . .	» 0,0018	» 0,00485 ($Al_2 O_3$)
Acide silicique	» 0,0222	» 0,03518

Résidu fixe Gr. 2,3182   Gr. 2,32375

(1) Je dois la communication de ces indications à l'obligeance de M.^r le Commissaire du Gouvernement D. Andreazzi. Il faut observer que le prof. Schwarzenbach n'a pas fait une analyse complète, mais seulement quelques déterminations pour se faire une idée de la nature de l'eau plutôt que de sa composition. Ces résultats méritent bien, toutefois, d'être comparés aux miens.

(2) Analyse du Dr A. de Planta-Reichenau Bellinzona 1872.

Les sources d'Acquarossa par conséquent ont beaucoup d'analogie avec celles du St. Bernardin, mais elles contiennent moins de chaux et sont plus riches et plus variées par l'*arsénic*, le *manganèse*, la *lithine*, et l'*acide borique*. Il faut remarquer néammoins que les eaux du St. Bernardin ne comptent pas encore une analyse chimique exacte: toutes celles qu'on connaît sont très-contradictoires et incomplètes.

Par rapport à leur composition les sources d'Acquarossa peuvent être comparées à celles de Levico, de Rocegno, de Valdagno etc., et pourtant très-utiles dans les maladies pour lesquelles on prescrit les eaux arsénicales qui contiennent en plus le fer et le manganèse.

Je ne sortirai pas des limites de cette relation pour parler de l'application des eaux ferrugineuses et arsénicales et de leur action thérapeutique sur notre organisme. Tout le monde connaît l'action extrêmement énergique jouée dans la reconstitution par les eaux de cette nature, qui occupent, comme de raison, la première place dans la balnéothérapie. Mais il est du ressort de l'observation médicale de savoir utiliser les données analytiques pour en étudier les effets salubres du traitement, soit interne que sous forme de bains et de limon minéral (boues, fange, vase).

Boues (limon minéral) médicamenteuses.

On ne peut faire à moins de traiter dans un article spécial les boues des eaux minérales de l'Acquarossa, car elles méritent vraiment une attention toute particulière par leur valeur thérapeutique spéciale et exceptionnelle, due à la quantité extraordinaire de principes actifs quelles contiennent.

Il faut d'abord remarquer que les boues de l'Aquarossa sont *naturelles*, et ne consistent pas, comme il arrive généralement, dans une boue recueillie en vidant les bourbiers qui environnent les sources, minéralisée artificiellement en la laissant au contact de l'eau dans un réservoir pendant quelques années, mais au contraire, et c'est ce qui lui donne une importance caractéristique, les boues de l'Aquarossa se forment uniquement par le précipité naturel et spontané, isolé au contact de l'air.

Partout où ces eaux découlent, on voit bientôt se produire un limon couleur de rouille, moelleux. onctueux, omogène, lequel à l'examen microscopique (voir l'article spécial) se présente composé pour la plus grande partie par un saprophyte qui tient dans ses mailles très-épaisses presque tout le dépôt rougeâtre de l'eau. Ce dépôt est précisément la boue médicamenteuse qu'on employe si souvent contre les maladies de la peau.

L'analyse chimique en a été faite, et en voici les résultats qualitatifs :

Oxide de fer   . . . la plus grande partie.
Chaux . . . . . peu,
Arsénic . . . . en grande quantité.
Manganèse . . . beaucoup.

L'analyse quantitative a été limitée à la détermination de l'arsénic et du manganèse, qui étaient les éléments plus importants à connaître.

1000 grammes de sédiment ocracé pur, c'est-à-dire libre de toute concrétion calcaire, contiennent

Arsénic . . . Gr. 2,0486
Manganèse . . » 1,9072

Ces chiffres sont bien plus éloquents que tout commentaire: ils prouvent que les boues de l'Acquarossa sont bien supérieures à celles si célèbres de Lévico près de Trente qui ne contiennent, sur 1000 grammes de sédiment, que Gr. 0,4 d'arsénic ([1]).

L'arsénic se trouve donc dans les boues de l'Acquarossa dans une proportion si importante, qu'elles suffisent à elles seules

<hr>

([1]) Analyse de M. Manetti - Voir: Geografia Medica dell'Italia --- Acque Minerali — pag. 287 — 1870 -- Vallardi, Milano.

pour donner une grande renommée à un établissement hydro-thérapique, et comme l'arsénic, qui se rencontre ordinairement dans les eaux minérales et dans les boues elles-mêmes en petite dose, en est considéré comme l'agent principal et le plus efficace et puissant, d'autant plus s'il est accompagné par le fer et le manganèse, — il est de toute nécessité de créer, à côté de l'établissement pour les bains, aussi une station pour la cure par les boues, laquelle sera à coup sûr destinée à un avenir des plus florissant.

Les boues de cette nature, à cause des principes actifs qu'elles contiennent à une dose si élevée, sont d'une grande efficacité dans le traitement des affections cutanées, pour en combattre les formes plus obstinées, même celles qui résistent au traitement sulfureux.

La dermothérapie y trouve des qualités curatives d'une grande valeur, car on sait que les boues arsénicales sont le spécifique pour vaincre les formes cutanées chroniques, et que seules elles opèrent des guérisons heureuses.

L'arsénic est l'élément qui donne aux boues de l'Acquarossa *un cachet thérapeutique spécial*, essentiel, toujours avantageux et le plus puissant de tous les toniques et reconstituants, d'autant plus s'il est appuyé par les ferrugineux.

L'avenir le plus heureux est ouvert pour les sources de l'Acquarossa; plus on les étudiera de près, plus elles gagneront, et un jour, plus encore qu'aujourd'hui, on comprendra toute l'importance de l'œuvre du promoteur de ces études et de son idée si heureuse et si patriotique.

Marzo 1884.

Prof. JACQUES BERTONI.

Laboratoire de Chimie Générale de l'Université de Pavia.

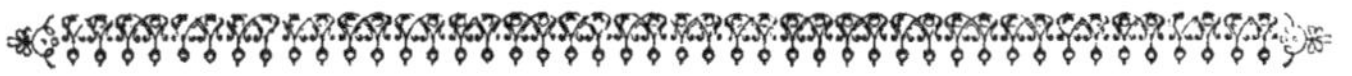

II.

APERÇU GÉOLOGIQUE

par le D.ʳ Edoardo Bonardi
assistant à la chaire d'anatomie et phisiologie comparée
dans la R. Université de Pavie.

PARTIE GÉOLOGIQUE

L'orographie du lieu est intimement liée à sa constitution géologique. Les micachistes et les gneiss si étendus et puissants dans toute la région du Tessin constituent l'horizont inférieur des formations des alentours d'Acquarossa. Plus, s'il fallait se tenir à la carte géologique de la Suisse de Studer et Æscher, sur le bord gauche du fleuve Brenno entre Biasca et Lottigna, il n'y aurait aucun autre type de rocher.

Vers le sommet du Simano il existe un bandeau de gneiss tormalinifère avec des magnifiques cristaux de plusieurs centimètres de longueur de tormaline noire. Il y a aussi une couche de dolomie, probablement triasique, semblable a celle qui couvre abondamment la rive droite du Brenno, vis à vis de Lottigna, et qui s'étend presque jusqu'à l'aido.

Un lambeau de calcaire, mince et allongé commence peu loin de Lottigna et s'étend jusqu'à Olivone, interposé entre les chistes de Casanna qui s'insinuent dans le gneiss jusqu'au dessous de Torre, et le gneiss lui même. Ces chistes de Casanna sont gris-bruns, tout à fait semblable à ceux des alpes valtellinoises. Je doute beaucoup qu'ils puissent être carbonifères, comme les croit généralment M.ʳ Théobald (¹). Pour moi ils sont chronologiquement parallèles au gneiss et aux micachistes fondamentaux, et tout au moins présyluriens. Le calcaire mentionné qui s'étend de Lottigna à Olivone est probablement contemporain de la dolomie. Studer et Æscher l'appellent calcaire indéterminé.

Pas loin de Lottigna il y a une belle morène frontale, coupée par le Brenno, riche en cailloux striés et en fragments de rochers. L'orographie du lieu est en rélation, comme je viens de dire, avec les conditions géologiques sommairement exposées. Au lieu de ce détail, de ce changement continu de paysages qu'on remarque dans les préalpes dolomitiques, nous y trouvons quelque chose de plus grandiose. Pas d'aiguilles, pas de scies, pas de pics fantastiques, qu'on voit non seulement dans les régions dolomitiques, mais aussi dans les granitiques; on admire au contraire des lignes plus larges, plus molles, plus imposantes, propres aux formations gneissiques et chisteuses.

Les sources d'Acquarossa jaillissent à travers une masse de matériaux chaotiques provenants du détritus de la montagne. Sur cette masse il y a le dépôt de l'eau minérale qui présente de magnifiques incrostations calcaires de fétu, de feuilles et d'autres parties de végétaux.

Les minéraux plus importants qui font partie des roches de la localité sont :

    1. Le quarz,
    2. La mica tant magnésifère que potassifère,
    3. Les feldspates tant orthoclasiques que oligoclasiques,
    4. La tormaline,
    5. L'amfibule du gneiss amfibulique qui accompagne souvent le gneiss ordinaire,

(1) Théobald — Beiträge zur geologischen Karte der Schweiz. Geol. von Graubünden — 1866. Beschreibung.

6. Le granate en cristaux dans le gneiss,
7. L'actinote,
8. La magnétite, aussi dans le gneiss,
9. La pyrite martiale et arsénicale plus, une variété de dolomies calcaires etc.

PARTIE MICROSCOPIQUE

Les recherches ont été divisées en deux parties :

A) Essai des eaux minérales et de leurs dépôts aux sources.

B) Essai des eaux et des dépôts, fait au laboratoire de l'Université de Pavie.

EXAMEN AUX SOURCES

(fait le 28 et le 29 Juillet 1883)

I.

Dans les eaux minérales telles qu'elles jaillissent à la source, on a cherché :

a) **Corps inorganiques.**

Granulations plus ou moins grandes et presque toujours irrégulières, solubles dans l'acide chlorhydrique (probablement des carbonates de chaux et de magnésie et du sulfate de chaux), lamelles, cristaux insolubles dans l'acide chlorhydrique (mica, feldspates, amphibole).

b) **Corps organiques.**

Granulations indéterminées.

c) **Corps organisés.**

1.º *Animaux,* aucun; 2.º *Végétaux,* aucun; 3.º *Résidus animaux,* aucun; 4.º *Résidus végétaux,* quelques tissus, quelques spores; 5.º *Résidus de protistes,* aucun.

II.

Dans le dépôt des eaux minérales on a trouvé :

d) **Corps inorganiques.**

Comme dans les eaux, mais en quantité bien plus remarquable.

e) **Corps organiques.**

Granulations diverses.

f) **Corps organisés.**

1.º Animaux: aucun;

2.º Végétaux: des algues, savoir: *Spirogira nitida* (Rab.), *Conserva globulifera* (Kbg.), *Oscillaria gracillima* (Kbg.), *Oscillaria tenuis* Ag. var. *viridis* (Kbg.), *Oscillaria princeps* (Wauch), *Phormidium vulgare* (Kbg.), *Chroococcus turgidus* (Kbg.), *Stigonema sp.*:

3.º Protistes: Flagellifères: *Monas oblonga, Monas lens.* Duf.

DESMOBACTÉRIDIES: *Bacillus ulna* (Cohn), *Bacillus subtilis* (Cohn), *Bacilli* sans mouvement.

SAPROPHYTES: Un *Hygrocrocis* tout à fait semblable à *H. cuprina* de Kützing, dont les caractères seraient les suivants.

— H. trichomatibus ramosis; stratum arachnoideum formans, articulatis; articulis ægre, conspicuis, abbreviatis, interstitiis, pellucidis elongantis.

Cet *Hygrocrocis* forme la plus grande partie du dépôt raugeâtre des eaux minérales examinées.

4.° MICROBACTÉRIDIES: *Bacterium termo* (Duf.);

5.° DIATOMÉES; savoir:

Navicula affinis (Ehr.); *Navicula elliptica* (Rab.); *Nav. Rhyncocephala; Nav. Leptocephala* (Brun); *Nav. Dicephala* (Kbg); *Nav. Bacillum* (Ehr.); *Nav. Dirhynchus* (Ehr); *Nav. Firma* (Grün); *Pinnularia nobilis* (Ehr.)

EXAMEN AU LABORATOIRE

(pendant le mois de novembre 1883)

Les eaux déstinées à cette investigation ont été recueillies (septembre 1883) dans des flacons de verre, dont quelques uns bouchés à l'émeri et d'autres à la lampe.

Le remplissage a été opéré avec toutes les précautions de propreté exigées par l'usage.

Je me suis occupé:

I° Des eaux limpides.

II° De leur dépôt.

I.

Dans les eaux limpides j'ai rencontré les mêmes condictions que dans l'examen à la source.

II.

Le dépôt se composait de deux parties bien distinctes :

1°. Une petite couche blanchâtre, omogène, couvrant le fond du flacon. Elle est composée (à part quelques granulations qui prennent la couleur d'aniline), de parties inorganiques solubles dans l'acide chlorhydrique (carbonate et sulfate de chaux).

2.° De plusieurs masses sphéroïdales ou irrégulières, plus ou moins grosses, de couleur rougeâtre, *formées pour la plus grande partie par ce même Hygrocrocis dont j'ai donné ci-dessus les caractères.* Je dis pour la plus grande partie, car, parmi les mailles très–nombreuses de ce tressement de fils ramifiés et articulés, j'ai trouvé des fragments de corps inorganiques.

Il est bon d'observer que l'*Hygrocrocis* ne se trouve pas dans l'eau minérale dont nous parlons et se forme seulement après que les eaux ont été transportées et se sont refroidies, savoir après un phénomène qui en change les condictions normales.

Comme conclusion :

Vu l'absence de corps nuisibles (tant organiques qu'organisés) dans les sources de l'Acquarossa, on est autorisé à les déclarer salubres, et propres à l'usage thérapeutique évidemment montré par leur composition chimique.

Du Laboratoire d'anatomie et phisiologie comparée de l'Université de Pavie.

D.ʳ BONARDI.

TABLE DES MATIÈRES

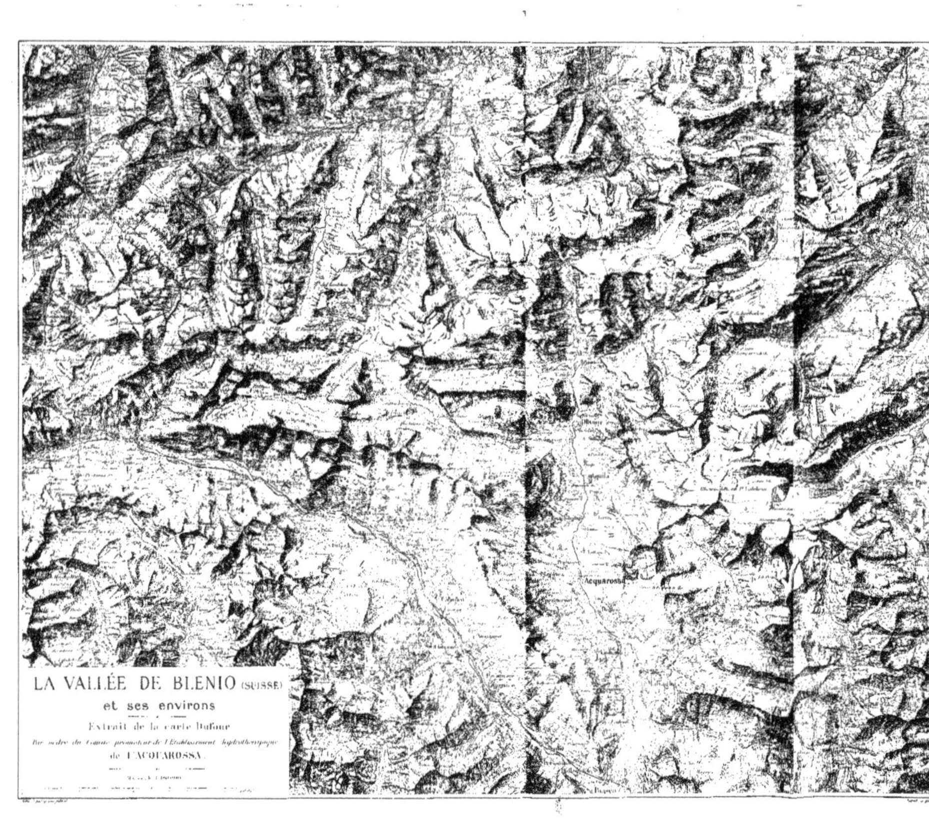

LA VALLÉE DE BLENIO (SUISSE)
et ses environs
Extrait de la carte Dufour
Par ordre du Comité promoteur de l'Établissement hydrothérapique
de l'ACQUAROSSA.
Acquarossa

9 782329 484006